Hèla Ben Jmaà
Rim Karray
Emna Ketata

Dissecções da aorta pós-traumáticas

Hèla Ben Jmaà
Rim Karray
Emna Ketata

Dissecções da aorta pós-traumáticas

Traumatismo da aorta

Imprint

Any brand names and product names mentioned in this book are subject to trademark, brand or patent protection and are trademarks or registered trademarks of their respective holders. The use of brand names, product names, common names, trade names, product descriptions etc. even without a particular marking in this work is in no way to be construed to mean that such names may be regarded as unrestricted in respect of trademark and brand protection legislation and could thus be used by anyone.

Cover image: www.ingimage.com

This book is a translation from the original published under ISBN 978-620-6-71568-9.

Publisher:
Sciencia Scripts
is a trademark of
Dodo Books Indian Ocean Ltd. and OmniScriptum S.R.L publishing group

120 High Road, East Finchley, London, N2 9ED, United Kingdom
Str. Armeneasca 28/1, office 1, Chisinau MD-2012, Republic of Moldova, Europe
Printed at: see last page
ISBN: 978-620-7-98383-4

I-   LISTA DE ABREVIATURAS

- AIS: Escala Abreviada de Lesões
- ALAT: Alanina Amino Transferase
- ASAT: Aspartato Amino Transferase
- AVP: Accidents de la Voie Publique (Acidentes da Via Pública)
- Angio-TC torácica: Angio-modensitometria torácica.
- Scanner corporal : Scanner corporal integral
- CCVT: Cirurgia Cardiovascular e Torácica
- CEC: Circulação Extracorporal
- RBC: Glóbulos vermelhos
- Tomógrafo: Tomografia Computacional.
- DMI: Registo Médico Eletrónico
- ECG: Eletrocardiograma
- ETE: Ecocardiografia transesofágica
- ETT: Ultrassom Trans-Torácico
- FAST: Avaliação Focada com Sonografia para Trauma
- HR: Frequência cardíaca
- FEVE: Fração de Ejeção do Ventrículo Esquerdo
- FR: Frequência respiratória
- GAD: Glicémia no dedo
- Glasgow : Pontuação de Glasgow
- HBPM: Heparina de baixo peso molecular
- HAP: Hipertensão Arterial Pulmonar
- HTIC: Hipertensão Intracraniana
- PPI: Inibidores da bomba de protões
- ISS: Índice de Gravidade da Lesão
- Mm Hg: milímetro de mercúrio
- PAD: Pressão arterial diastólica
- PAE: Pressão arterial sistólica
- PFC: Plasmas, frescos congelados
- RTA: Rutura traumática da aorta
- RTIA: Rutura Traumática do Istmo Aórtico
- RTS: Revised Trauma Score (Pontuação revista do trauma)
- SAMU: Serviço de Atendimento Médico de Urgência
- SAO2: Saturação média de oxigénio
- SMUR: Service Mobile d'Urgence et de Réanimation (Serviço Móvel de Urgência e Reanimação)
- TEV: Tratamento endovascular
- TP: Velocidade de protrombina

– TRC: Tempo de Recoloração Cutânea
– TRISS: Pontuação da gravidade do trauma e da lesão
– VAS: Voies Aériennes Supérieures (vias aéreas superiores)

Índice

<h1 style="text-align:center">I-   Introdução :</h1>

èmeDesde as primeiras observações de traumas torácicos fechados, em meados do século XX, houve um progresso considerável no campo da traumatologia. Historicamente, estas lesões, e em particular as lesões da aorta, têm sido estudadas pelos profissionais de saúde devido à sua frequência e gravidade [1]. São consideradas uma das complicações mais graves do politraumatismo, ocorrendo geralmente como resultado de um trauma fechado por forças de cisalhamento. Estas lesões são tipicamente observadas em acidentes rodoviários ou quedas de grandes alturas. O local mais comum para estas lesões é o istmo aórtico, um ponto vulnerável no arco aórtico [2,3]. O manejo dessas lesões aórticas requer uma intervenção rápida e rigorosa, tornando-as uma emergência médica e cirúrgica.

No entanto, apesar dos avanços médicos, as lesões traumáticas daorta têm uma taxa de sobrevivência pré-hospitalar inferior a 25% [4, 5]. Além disso, um terço a metade dos pacientes morrem logo após a admissão hospitalar [4, 6]. Estas lesões estão entre as principais causas de mortalidade imediata em pacientes politraumatizados, perdendo apenas para os traumatismos cranianos [7].

As lesões concomitantes podem também agravar o estado geral do doente, o que constitui um desafio para o médico na fase inicial do tratamento do doente.

Tipicamente, estas lesões caracterizam-se por uma instabilidade hemodinâmica acentuada, choque hemorrágico e até perda de consciência.

Podem também ser observados sintomas como dor torácica, paraplegia ou dispneia [8].

No passado, a revisão cirúrgica de urgência por sutura temporária, interposição de enxerto ou substituição da aorta torácica era a única opção terapêutica. Entretanto, este procedimento, particularmente em pacientes politraumatizados, estava associado a um alto risco de mortalidade, de até 42% [9]. Recentemente, o implante de uma endoprótese na parte lesada da aorta torácica, um método endovascular inovador conhecido como correção endovascular da aorta torácica, tornou-se o padrão de tratamento [10,11].

Uma endoprótese aórtica é um dispositivo que actua como um novo revestimento interno para a aorta e permite que o fluxo sanguíneo seja redireccionado. É normalmente composta por uma estrutura metálica, muitas vezes feita de liga de níquel-titânio (Nitinol), que proporciona estabilidade e suporte uma vez implantada na aorta [13].

II- Epidemiologia do traumatismo da aorta :

A epidemiologia da rutura traumática da aorta é difícil de avaliar. É frequentemente subestimada. Dependendo do estudo, representam 10 a 16% dos acidentes rodoviários [14]. A sua relativa raridade, apesar da frequência de acidentes graves, pode ser explicada por vários factores, nomeadamente a elevada taxa de mortalidade imediata e o reduzido número de doentes submetidos a cirurgia rápida.

Os números variam consideravelmente entre os estudos. Por exemplo, o estudo de Cook J [15] com 104 pacientes com lesão traumática da aorta e o estudo de Cheng Y-T [16] com 287 pacientes admitidos com lesão traumática da aorta relataram números significativamente altos.

Tabela I: Quadro comparativo dos estudos e revisões publicados sobre as lesões traumáticas da aorta:

Autores	Período	Força de trabalho
Cook J [15]	Entre 1975 e 1990	104
Rousseau H [17]	Entre 1981 e 2003	76
Gammié JS [18]	Entre janeiro de 1988 e junho de 1997	42
Akouwah E [19]	Entre julho de 2000 e julho de 2006	15
Denguir R[12]	Entre 2000 e 2012	37
Lettinga-van De Poll T [20]	Até janeiro de 2006	284
Cheng Y-T [16]	Entre janeiro de 2004 e dezembro de 2013	287
Dinh K [21]	Entre janeiro de 2010 e dezembro de 2019	39
Bae M [22]	Entre janeiro de 2016 e dezembro de 2019	10

Estudos realizados sobre o assunto têm mostrado caraterísticas demográficas variadas em pacientes portadores de lesões traumáticas da aorta. Por exemplo, o estudo de Cook J [15] revelou uma idade média de 31 anos e uma proporção de doentes do sexo masculino de 81%, sugerindo uma prevalência destas lesões numa população jovem e masculina. Em contraste, o estudo de Gammie JS [18] caracterizou-se por uma maioria feminina (83%) e uma média de idades de 34 anos, salientando a possibilidade de mulheres mais jovens poderem também estar em risco.

Segundo estudos [23], as lesões traumáticas da aorta ocorrem em apenas 0,1 a 1,0% das crianças com traumatismo torácico, o que sublinha a sua raridade em doentes jovens.

Estas variações nas caraterísticas demográficas sugerem potenciais diferenças nos factores de risco e na suscetibilidade ligada aogénero e ädade.

Tabela II: Tabela de resumo das caraterísticas demográficas do trauma da aorta:

Autores	Idade média (anos)	Percentagem de homens	Percentagem de mulheres
Cook J [15]	31 anos de idade	81%	19%
Rousseau H [17]	37 anos de idade	85%	15%
Gammie JS [18]	34 anos de idade	17%	83%
Akouwah E [19]	30 ± 12 anos	75%	25%
Denguir R [12]	38 anos de idade	89%	11%
Cheng Y-T [16]	41,66 anos de idade	80,50%	19,50%

Na literatura, é freqüentemente observado que as lesões aórticas pós-traumáticas ocorrem em indivíduos saudáveis, sem comorbidades significativas, como hipertensão, diabetes ou história de cirurgia cardíaca [24]. Isto sugere uma vulnerabilidade inerente da aorta à lesão traumática, mesmo na ausência dos factores de risco tradicionais.

Da mesma forma, vários estudos têm indicado que, embora a hipertensão e a aterosclerose possam enfraquecer a aorta e aumentar o risco de lesão em caso de trauma [25], uma ampla gama de pacientes sem história médica significativa permanece suscetível a este tipo de lesão.

III- **Distribuição dos acidentes traumáticos ao longo do tempo :**

Investigações anteriores destacaram a influência de factores comportamentais e ambientais no risco e na distribuição temporal de acidentes graves que levam a lesões da aorta. Entre esses factores, a visibilidade reduzida, o aumento da intensidade do tráfego e a adoção de comportamentos de risco aumentam significativamente a probabilidade de acidentes durante certos períodos do dia, particularmente ao fim da tarde [26].

IV- Fisiopatologia da lesão aórtica pós-traumática :
1- Circunstâncias dos acidentes:

A rutura traumática da aorta, frequentemente após um traumatismo torácico grave, envolve vários mecanismos fisiopatológicos.

Há dois tipos principais de traumatismos que podem causar esta rutura: o traumatismo contuso e o traumatismo penetrante.

- Traumatismo contuso:

O trauma contuso tem sido descrito como a causa mais comum de lesão da aorta [27]. Eles são frequentemente causados por desaceleração súbita [27], como a encontrada em acidentes automobilísticos de alta velocidade ou quedas de altura.

Neste tipo de impacto, a aorta, que está firmemente fixada em vários pontos do seu trajeto, sofre um stress intenso quando o corpo é travado bruscamente, mas a aorta tenta manter-se em movimento devido à inércia. Este stress pode levar à rutura da aorta, muitas vezes junto ao ligamento arterial. Além disso, os doentes com traumatismos contundentes que provocam a rutura da aorta apresentam frequentemente outras lesões torácicas graves, como fracturas múltiplas das costelas ou lesões de órgãos intra-torácicos.

- Traumatismo penetrante:

Em casos de traumatismo penetrante, como ferimentos por arma de fogo ou facadas, a lesão da aorta pode resultar da lesão direta da parede da aorta. A ferida penetrante pode atravessar o mediastino, lesando diretamente a aorta.

2- Mecanismos de lesão :

A rutura traumática da aorta pode ser causada por aumento de pressão, forças de tração ou compressão, ou uma combinação destes factores [1]. Os factores hemodinâmicos, como o aumento da pressão intra-torácica durante o trauma, e os mecanismos mecânicos de desaceleração e compressão torácica são cruciais.

As rupturas, muitas vezes devidas a forças de cisalhamento e estiramento durante uma desaceleração abrupta [28], também podem ocorrer sem impacto torácico direto, particularmente no istmo aórtico, uma zona vulnerável em caso de tensão entre os segmentos fixos e móveis da aorta.

Acidentes automobilísticos com parada súbita do tórax, quedas de grandes alturas e impactos laterais aumentam o risco de tais lesões [5, 28]. Embora os cintos de segurança reduzam alguns riscos, eles oferecem menor proteção contra impactos laterais [29], o que pode levar a lesões aórticas mais raras que afetam o arco aórtico ou a região supra-sigmoide.

A Figura 1 resume os mecanismos fisiopatológicos da lesão traumática da aorta.

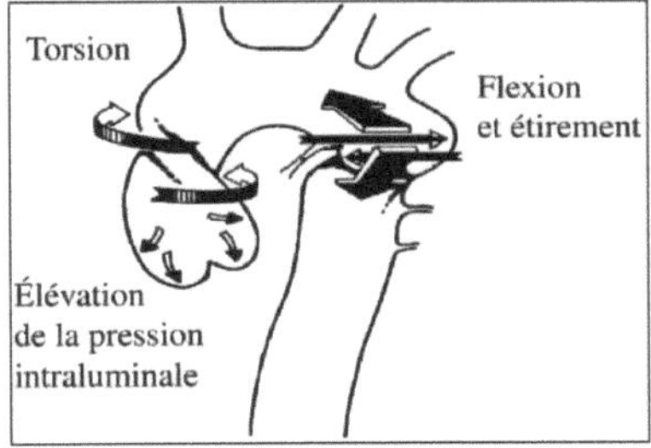

Figura 1: Mecanismos fisiopatológicos da lesão traumática da aorta [30].

Estudos em modelos animais, nomeadamente em porcos [31], demonstraram que pode ocorrer uma rutura inicial na íntima e média da aorta sob œfeito de forças traumáticas, levando à dissecção. Isto pode progredir para a formação de um pseudoaneurisma ou rutura completa da aorta. O tempo necessário para que isto ocorra pode variar, sendo influenciado por factores como o aumento da pressão arterial e da pós-carga. Para além disso, intervenções como a reanimação com fluidos e transfusões rápidas podem acelerar este processo.

O quadro III resume os principais mecanismos envolvidos no trauma aórtico.

Tabela III: Principais mecanismos envolvidos no trauma aórtico [32].

Mecanismo	Descrição
Aceleração e desaceleração rápida	A desaceleração significativa ocorre em colisões frontais e colisões laterais. O maior risco envolve impactos frontais ou laterais.
Quedas de uma altura superior a 4 metros	As grandes forças físicas podem provocar a compressão romba do conteúdo da parede torácica (nomeadamente da aorta contra a coluna vertebral) e a rotura da aorta. Este tipo de traumatismo pode provocar compressão da aorta na região do istmo pela coluna vertebral, pelo esterno, pela primeira costela e pela clavícula.
Torção contra pontos de fixação	Torção da aorta ao nível do ligamento arterial imediatamente a seguir ao nascimento. a jusante da artéria subclávia esquerda também pode também pode levar a um traumatismo da aorta.
Lesões cinto de segurança	Envolve a aorta abdominal, embora raramente feridos num traumatismo contundente.
Outros mecanismos de alto risco	Como a ejeção de um passageiro sem cinto de segurança do veículo e ferimentos que conduziram à morte no local do acidente.

3- Lesões anatómicas :

3- 1- Topografia das rupturas traumáticas da aorta :

A aorta está dividida em cinco segmentos principais, cada um com caraterísticas anatómicas e funcionais distintas. Estes segmentos são a aorta ascendente, o arco aórtico, a porção torácica descendente, a porção abdominal suprarrenal e a porção abdominal sub-renal.

O istmo aórtico é uma região específica da aorta. Anatomicamente, está localizado na parte descendente da aorta torácica, logo após o arco aórtico. Esta zona marca a transição entre o arco aórtico, que transporta o sangue para a cabeça e os braços, e a aorta torácica descendente, que transporta o sangue para o resto do corpo. O istmo aórtico é clinicamente importante porque é frequentemente o local de lesões em

traumatismos torácicos, nomeadamente em acidentes rodoviários ou quedas de altura.

Esta zona é particularmente vulnerável à lesão devido à sua posição fixa junto à coluna vertebral e ligação ao ligamento arterioso (remanescente do canal arterial), tornando-a menos móvel e mais suscetível a forças de cisalhamento durante o trauma. Consequentemente, as áreas mais comuns de lesão são ro istmo aórtico, a jusante da artéria subclávia esquerda [33, 34], e raramente acima das válvulas aórticas. Se danificadas, essas válvulas podem levar à insuficiência aórtica traumática fatal imediata, causando tamponamento cardíaco. Nestes casos, as vítimas raramente sobrevivem tempo suficiente para serem levadas a um centro cirúrgico a tempo de serem tratadas [35,36]. De acordo com a literatura, 80 a 85% das vítimas morrem imediatamente devido a uma rutura na cavidade pleural e um hemotórax maciço [30, 35-37].

Além disso, um terço dos pacientes com rutura do istmo aórtico que chegam vivos ao hospital morrem de rutura pleural secundária nas primeiras vinte e quatro horas se não forem tratados [38, 39]. Apenas 5 a 10% dos sobreviventes imediatos estão vivos três meses após o acidente, muitas vezes devido ao desenvolvimento de um aneurisma crónico, que pode levar a complicações secundárias ou tardias.

O envolvimento de outros segmentos da aorta é menos frequente, incluindo a aorta ascendente proximal (8%-27%), o arco aórtico (8%-18%) e a aorta.
lesão torácica descendente distal (11%-21%) [40]. No entanto, entre os 10-15% de feridos que inicialmente sobrevivem ao acidente, a taxa de mortalidade

secundária continua a ser muito elevada.

3- 2- Caraterísticas anatómicas da rutura da aorta:

As rupturas da aorta torácica têm caraterísticas anatómicas diferentes, consoante sejam espessas ou largas. Em termos de espessura, existem dois tipos de rutura:

- **Rupturas completas:** Estas rupturas afectam as três camadas da aorta (íntima, média e adventícia). São imediatamente fatais, exceto se o mediastino e a pleura conseguirem conter temporariamente a hemorragia.
- **Pausas incompletas:** Estas pausas podem ser classificadas em duas subcategorias:
- Sub-adventicial: Estas são as formas mais comuns observadas clinicamente.
- Íntima isolada: São difíceis de diagnosticar, mas são muitomenos graves.

Em termos de largura, as pausas dividem-se em :

- **Rupturas circunferenciais:** Aqui, a retração das extremidades da aorta resulta frequentemente num espaço entre os fragmentos e no desalinhamento da aorta.

No caso de uma rutura no istmo, isto pode levar a que o arco aórtico se torne vertical (Figura 2).

- **Rupturas parciais:** Estas rupturas afectam apenas uma parte da circunferência da aorta, geralmente na concavidade da aorta, logo após o ligamento arterial.

É importante notar que a força necessária para provocar uma rotura aórtica é equivalente a uma pressão endovascular de cerca de 2500 mm Hg [24].

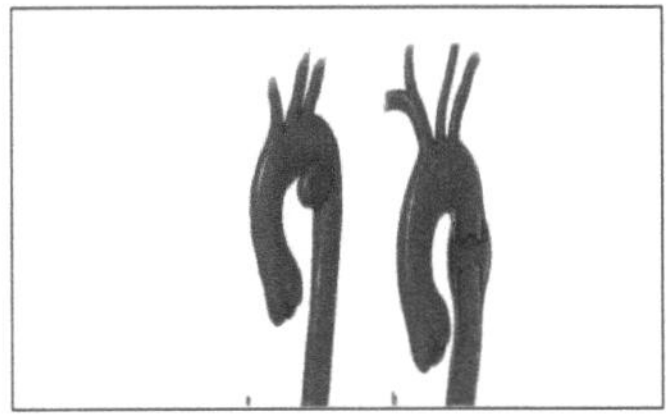

Figura 2: Extensão circunferencial da rutura traumática da aorta [24].

Existe também uma classificação de quatro graus de acordo com a gravidade [24] (Figura 3):

- Grau I: laceração da íntima.
- Grau II: Hematoma intramural.
- Grau III: Pseudoaneurisma.
- Grau IV: Rutura completa da aorta.

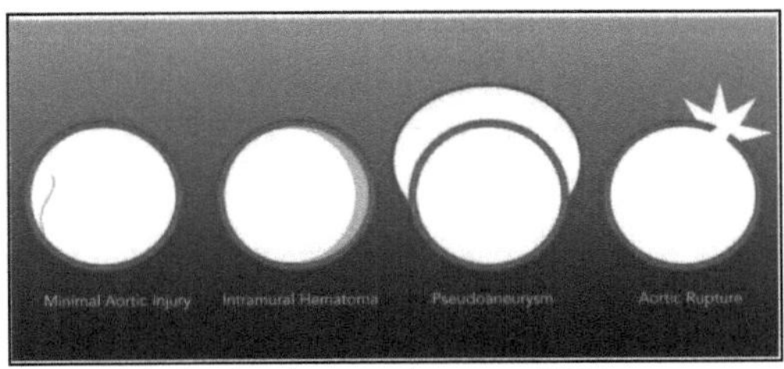

Figura 3: Graus de gravidade das lesões da aorta [41].

3- 3- Evolução anatómica e clínica :

Na maioria dos casos, o curso natural da rutura traumática do istmo aórtico tende para a rutura completa. Esta rutura pode ocorrer em diferentes momentos. Muitas vezes é imediata e súbita, levando à morte em poucas horas.

minutos no local do acidente, ou mais tarde, ocorrendo algumas horas, dias ou semanas após o acidente. Por vezes, é desencadeada pompequeno esforço físico, um ataque de tosse ou uma subida da tensão arterial.

A natureza destas rupturas conduz a quatro fases principais de desenvolvimento [33, 42, 43]:

- **Rutura imediata das três camadas da aorta e da pleura:** provoca uma exsanguinação maciça e a sobrevivência é muito curta.

- **Hemomediastino fissurado agudo:** Nesta situação, o hematoma mediastínico, filtrado através da pleura, cobre parcialmente a fissura graças à distensão da adventícia, resultando numa hemorragia lenta e contínua. Esta lesão pode levar a hemotórax imediato ou tardio, progredindo rapidamente em 24 horas e causando mortalidade precoce.

- **Hemomediastino devido a rutura secundária de um falso aneurisma:** Forma-se um falso aneurisma, mantido no lugar pela adventícia e pela pleura, permitindo a continuação do fluxo sanguíneo, mas com risco de rutura secundária após um período de latência de vários dias a algumas semanas.

- **Hematoma organizado:** Neste caso mais raro, o saco aneurismático consolida-se por fibrose, podendo mesmo calcificar, formando um aneurisma crónico descoberto meses ou anos após o evento [43].

O prognóstico da rutura traumática da aorta (RTA) é influenciado pela localização da rutura e pela gravidade da lesão da parede da aorta. As rupturas completas, que envolvem todas as camadas da aorta, podem não ser fatais antes da cirurgia, graças ao hematoma mediastínico e à pleura visceral que restringem o fluxo sanguíneo. As roturas da aorta são geralmente transversais e lineares, mas podem ocorrer fissuras longitudinais. As rupturas podem ser parciais

ou completa, com um risco aumentado de rutura secundária no caso de separação completa. As lesões da íntima, de difícil diagnóstico, podem curar espontaneamente ou evoluir para um falso aneurisma, com prognóstico incerto.

3.4. Lesões associadas :

Nos casos de rutura traumática da aorta, é comum encontrar lesões associadas, especialmente em casos de traumas graves. Estas lesões adicionais podem complicar o diagnóstico, dificultar a priorização das intervenções cirúrgicas e afetar seriamente o prognóstico. Estudos têm demonstrado uma estreita correlação entre a mortalidade e a gravidade dessas lesões associadas [1].

As lesões traumáticas da aorta torácica são frequentemente acompanhadas de múltiplas outras lesões [44, 45]. Os não sobreviventes têm uma média de quatro lesões associadas, enquanto os sobreviventes têm duas [46]. As lesões craniocerebrais, faciais, pulmonares, cardíacas, abdominais e ósseas estão entre as mais comuns [47]. Lesões ósseas, incluindo fraturas vertebrais e de membros, também são comuns e podem se tornar uma emergência prioritária, complicando o manejo da rutura da aorta [5]. Assim, é crucial investigar sistematicamente essas lesões associadas com uma investigação rápida, mas abrangente, usando radiografias padrão, ultrassom abdominal e exames de corpo inteiro.

V- Diagnóstico da rutura traumática da aorta: 1- Diagnóstico da gravidade:

Múltiplas lesões freqüentemente coexistem no trauma da aorta [48]. A receção e o manejo de pacientes politraumatizados com suspeita de lesão traumática da aorta no serviço de emergência é um momento chave na história do trauma aórtico.

Trata-se de situações críticas que exigem uma avaliação clínica exaustiva e sistemática desde a fase pré-hospitalar. À chegada ao serviço de urgência, a partir da triagem e durante todo o atendimento, o tratamento das vítimas é orientado por uma abordagem rigorosa e estruturada, muitas vezes representada pelo acrónimo ABCDE [49]. Inclui um exame respiratório, hemodinâmico e neurológico, bem como a recolha de sinais vitais. O objetivo desta avaliação é identificar rapidamente qualquer sofrimento óbvio ou potencial que exija intervenção imediata.

1-1- Dificuldade respiratória :

As vias respiratórias superiores devem ser verificadas quanto à sua liberdade de movimentos e protegidas se estiverem em risco. Tudo deve ser feito respeitando a retidão do eixo cabeça-pescoço-torso e mobilizando a coluna cervical logo que haja suspeita clínica de lesão cervical ou na presença de um traumatismo craniano grave.

Devem ser detectados sinais de dificuldade respiratória, como frequência respiratória (FR) > 25 ciclos/min, cianose, sinais de luta respiratória ou dessaturação de oxigénio < 90%. A auscultação pulmonar pode ser normal ou revelar uma diminuição unilateral dos sons respiratórios.

1- 2- Perturbação circulatória :

É essencial procurar uma PAS < 90 mm Hg acompanhada de taquicardia (FC > 120 batimentos/min). Estes sintomas podem estar associados a sinais de hipotensão periférica, como manchas, extremidades frias e suores frios. A dor torácica também deve ser procurada. Nos casos de dissecção aguda da aorta, o colapso e o choque são apresentações comuns. Suspeita-se frequentemente da origem hemorrágica do choque e o tratamento segue os princípios da reanimação hipotensiva permissiva, com o objetivo hemodinâmico de obter um pulso radial percetível.

Se o choque for de origem cardiogénica, condições como a insuficiência aórtica e a doença arterial coronária estão frequentemente envolvidas, necessitando da utilização de inotrópicos positivos. Se o tamponamento cardíaco for detectado durante a ecografia trans-torácica (ETT) no leito do paciente, é necessária uma intervenção cirúrgica urgente.

Estes resultados sublinham a importância de uma avaliação clínica cuidadosa e de uma intervenção precoce nos doentes com traumatismo torácico para prevenir complicações e otimizar os resultados.

A análise sistemática do eletrocardiograma (ECG) é fundamental para a deteção de sinais de isquémia miocárdica ou derrame pericárdico, tal como salientado por vários estudos. Rathachai Kaewlai et al [50] encontraram uma maior taxa de lesão cardíaca contundente em pacientes com lesão da aorta torácica em comparação com aqueles sem lesão, destacando a importância do ECG no diagnóstico dessas lesões.

Além disso, o estudo de Mucahit Emet et al [51] mostrou uma baixa sensibilidade e especificidade do ECG quando utilizado isoladamente logo após o trauma. Kimberly Nagy et al [52] concluíram que não havia necessidade de intervenções adicionais em pacientes com traumatismo torácico contuso, ECG normal, pressão arterial normal e sem distúrbios do ritmo na admissão.

1- 3- Sofrimento neurológico:

Os défices neurológicos, tais como sintomas hemiplégicos, monoplegicos, afásicos ou sensoriais, podem estar relacionados com uma interrupção do fluxo sanguíneo numa artéria carótida. Estes sintomas, na ausência de traumatismo craniano ou cervical associado, são particularmente preocupantes. A ocorrência de síncope deve levantar a suspeita de tamponamento cardíaco ou dissecção do tronco supra-aórtico [53].

Em resumo, a avaliação clínica inicial no serviço de urgência de doentes politraumatizados com uma possível lesão traumática da aorta é um processo complexo e detalhado, que requer uma atenção meticulosa em todas as fases do exame para detetar e gerir eficazmente as várias formas de sofrimento vital.

2- Caraterísticas clínicas sugestivas do diagnóstico de rutura traumática aguda da aorta:

A rutura traumática aguda da aorta no contexto de politraumatismo é frequentemente mascarada por outras lesões, tornando o seu diagnóstico complexo. É crucial suspeitar desta condição em acidentes específicos como colisões rodoviárias a alta velocidade, quedas de grandes alturas ou lesões por esmagamento graves.

2- 1- Exame :

Qualquer traumatismo deve levantar a suspeita de rutura da aorta, nomeadamente se as circunstâncias do acidente o sugerirem. O interrogatório deve determinar se o mecanismo do acidente foi :

- Acidente de viação com desaceleração brusca, ejeção ou colisão a alta velocidade (automóvel, motociclo), com risco de morte para as outras vítimas.
- Uma queda de grande altura, como uma defenestração, um acidente de desportos aéreos (para-quedismo, asa-delta, avião) ou um trabalho em altura (andaime, elevador).
- Esmagamento sob uma carga pesada, como num acidente de elevador ou num terramoto.

- É igualmente importante procurar sinais de paraplegia ou paraparesia, mesmo transitórios, que ocorram imediatamente após o acidente, uma vez que são frequentemente indicativos de lesão da aorta. Estes sintomas neurológicos podem resultar de uma diminuição temporária ou permanente, parcial ou total, dfluxo sanguíneo para a medula espinal, diretamente atribuível à lesão da aorta.

2- 2- Exame físico :

O exame físico deve ser meticuloso da cabeça aos pés. Deve procurar :

Compromisso respiratório: pode ser causado por uma variedade de mecanismos, incluindo edema pulmonar agudo associado a insuficiência cardíaca, isquémia do miocárdio ou um hemotórax de grandes dimensões devido a hemorragia na pleura. Estas situações podem resultar em hemorragias cataclísmicas, levando rapidamente à morte se não forem tratadas com urgência.

- Auscultação para detetar um sopro diastólico indicativo de insuficiência aórtica.

- Fricção pericárdica: pode indicar irritação ou inflamação do pericárdio, frequentemente devido a derrame ou hemorragia na cavidade pericárdica.

- Turgência jugular: outro sinal importante, indicando aumento da pressão venosa, potencialmente devido a insuficiência cardíaca direita ou tamponamento.

- Procurar assimetria nos pulsos periféricos.

- A medição da pressão arterial nos quatro membros é essencial para detetar qualquer disparidade significativa. Todas as vítimas de acidentes de viação devem ter a sua tensão arterial medida nos quatro membros como uma questão de rotina [1].

No que diz respeito à hipertensão aórtica pós-traumática, estudos históricos como o de La Foret, em 1965 [54], destacaram seu papel diagnóstico, considerando-a como resultado de coartação aguda por hematoma. No entanto, pesquisas posteriores questionaram esta teoria, não encontrando diferença significativa de pressão entre os membros superiores e inferiores. Hipóteses mais recentes [55] sugerem que a hipertensão pode ser devida à estimulação de fibras nervosas simpáticas no istmo aórtico, desencadeando hipertensão reflexa.

A assimetria da pressão arterial e do pulso pode indicar uma rutura ou dissecção da aorta, levando a uma perfusão diferencial dos membros superiores. Este é um achado crucial para os médicos de emergência, pois pode levar rapidamente ao diagnóstico de lesão aórtica [56].

Défices neurológicos menores: podem ocorrer em resultado do impacto do traumatismo no sistema nervoso central ou periférico, ou em consequência de hipoperfusão devido a instabilidade hemodinâmica.

- Isquémia aguda dos membros: pode resultar de uma obstrução vascular causada por uma dissecção da aorta ou por um trombo na sequência de um traumatismo arterial associado.
- Instabilidade hemodinâmica e síncope: podem indicar hipotensão aguda grave, frequentemente devida a uma lesão aórtica de grandes dimensões, e requerem uma avaliação e intervenção imediatas para evitar um desfecho fatal.
- A rouquidão da voz, muitas vezes após lesão do nervo laríngeo recorrente, é outro indício potencial, especialmente se o trauma aórtico for próximo aarco aórtico [56].

Estes elementos são essenciais para um diagnóstico rápido e preciso numa situação de emergência, apontando para uma lesão aórtica que requer intervenção imediata.

2- 3- Ensaios complementares :

- **O FAST (Focused Assessment with Sonography for Trauma :**

Trata-se de um procedimento simples, seguro, sensível, não invasivo e reprodutível, realizado habitualmente nos serviços de urgência. É imperativo que seja realizado em todos os doentes gravemente traumatizados, pois pode mostrar sinais indirectos de rutura traumática da aorta, como tamponamento (Figura 4), derrame pleural importante ou derrame intraperitoneal [57, 58].

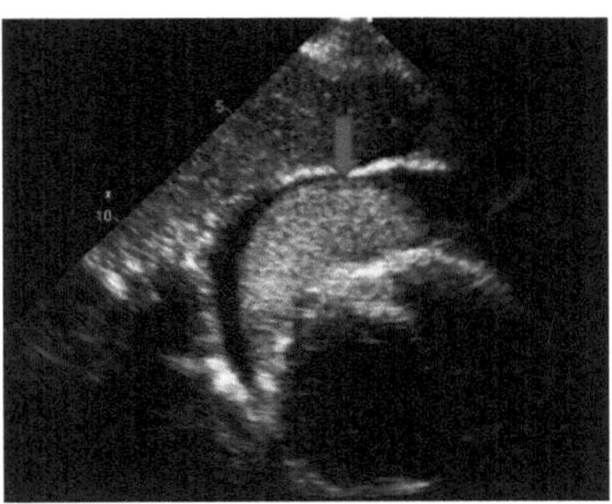

Figura 4: Tamponamento cardíaco causado por um grande hematoma pericárdico (seta vermelha) revelado pelo eco FAST [59].

- **Radiografia normal do tórax :**

A radiografia frontal do tórax é frequentemente o primeiro exame radiológico efectuado no leito do doente a sugerir uma rutura traumática da aorta [60]. Pode mostrar a presença de um hematoma mediastinal [61]. Os sinais clássicos a serem observados incluem alargamento do mediastino. Este é suspeitado quando o

largura do mediastino/largura do tórax ao nível do arco aórtico superior a 0,25, ou quando a largura do mediastino a este nível for superior a 8 cm (figura 5).

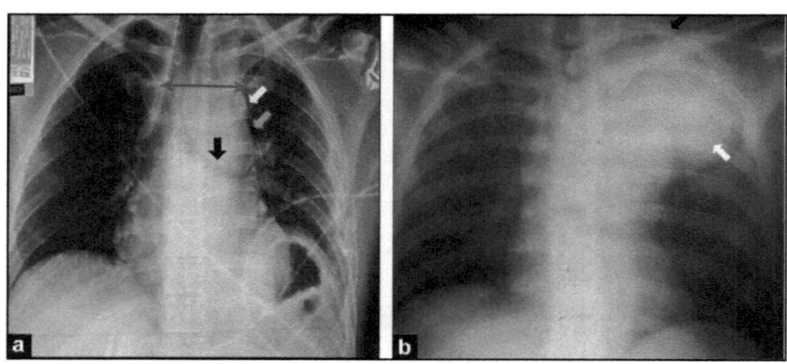

Figura 5: Imagem radiográfica de um istmo aórtico roto com sinais a observar: a: projeção antero-posterior: alargamento do mediastino: dupla seta vermelha), desaparecimento dos contornos do botão aórtico (seta amarela), rebaixamento do brônquio principal esquerdo (seta preta), opacificação do espaço entre a aorta e a artéria pulmonar (seta verde); b: projeção antero-posterior: hemotórax esquerdo (seta branca), calote apical (seta preta) [62].

Embora o alargamento do mediastino seja um sinal importante, não é específico desta doença e o seu valor diagnóstico pode variar em função de uma série de factores, incluindo as técnicas radiográficas utilizadas.

É importante notar que apenas 20% dos hematomas mediastinais resultam de lesões fechadas da aorta [61]. Este alargamento pode também resultar de outros tipos de lesão, como a lesão dos grandes vasos mediastínicos, ou a lesão dos pequenos vasos na sequência de fracturas do esterno, clavícula, costelas ou vértebras [63, 64].

As medições da largura do mediastino podem ser distorcidas por factores como o ingurgitamento vascular em doentes traumatizados ou condições como a ectasia aórtica, a lipomatose mediastinal ou a linfadenopatia [63-65].

Nas radiografias frontais de tórax, um hemomediastino resultante de uma lesão aórtica ao nível do istmo aórtico pode também mascarar a janela aorto-pulmonar, deslocar a traqueia para a direita e baixar ou desviar o brônquio principal esquerdo e o esófago, identificados por uma sonda nasogástrica radiopaca [64, 66].

Vários sinais radiológicos estão associados à lesão traumática fechada da aorta, como o alargamento, a indefinição ou a irregularidade do botão aórtico, o alargamento das sombras paravertebrais ou um hemi-tórax, principalmente do lado esquerdo em 90% dos casos.

A Tabela IV mostra a relevância dos diferentes sinais radiológicos para o diagnóstico das lesões traumáticas da aorta, em termos de sensibilidade e especificidade, de acordo com a literatura [61].

Tabela IV: Sinais radiológicos para o diagnóstico de lesões traumáticas da aorta: sensibilidade e especificidade [61].

Caractéristiques	Sensibilité (%)	Spécificité (%)
Directement liées à la lésion aortique :		
Irrégularité ou flou du contour du bouton aortique	72	47
Élargissement du bouton aortique	35	60
Liées à la présence d'un hématome médiastinal		
Élargissement médiastinal	90	19
Opacification de la fenêtre aorto-pulmonaire	42	83
Déplacement de la paroi latérale gauche de l'œsophage ou d'un tube naso-gastrique	9	96
Déplacement de la paroi latérale gauche de la trachée ou d'un tube endotrachéal	20	92
Trachée antérieure déplacée sur les vues latérales	ND	ND
Déplacement vers le bas de la bronche souche gauche	3	99
Silhouette cardiaque élargie et perte de définition	7	96
Déplacement vers la droite de la veine cave supérieure	ND	ND
Obscurcissement des veines azygos	ND	ND
Autres caractéristiques :		
Chapeau extrapleural apical gauche	5	96
Opacification de la bordure médiale du poumon gauche	12	95
Hémothorax gauche	15	97
Épaississement de la bande para-vertébrale droite ou gauche	30	99
Épaississement de la bande para-sternale droite ou gauche	2	97
ND : Non Disponible		

- **Tomografia computorizada ou TAC multi-slice:**

A TC espiral multislice é o padrão de ouro para o diagnóstico de emergência de rutura traumática da aorta. É utilizada para detetar lesões da aorta após traumatismo, indicadas por indícios clínicos ou radiológicos. Se uma lesão for confirmada por este exame, o doente é encaminhado para um cirurgião cardiovascular. Um resultado normal exclui a presença de uma lesão aórtica.

A aortografia torácica é reservada para os casos em que a TC espiral aortográfica revela hemomediastino sem caraterísticas de lesão aórtica, o que ocorre em menos de 5% dos pacientes [61].

As reconstruções bidimensionais e tridimensionais fornecem informações anatómicas valiosas para o cirurgião cardiovascular. O American College of Radiology recomenda a TC sem contraste seguida de angiografia por TC como as modalidades iniciais de imagem para lesão traumática da aorta [67].

O scanner é rápido e fiável, detectando não só rupturas da aorta, mas também outras possíveis lesões causadas pela violência do traumatismo.

As lesões cerebrais, cervicais, torácicas e abdominais podem ser inicialmente detectadas por ecografia FAST e confirmadas por TC. Desde a sua introdução, a TC evoluiu, com a aquisição helicoidal a revolucionar a imagiologia vascular com uma sensibilidade de 100%, uma especificidade de 96% e um valor preditivo negativo de 100%, essencial para uma avaliação precisa antes do tratamento endovascular [12].

A tomografia computadorizada, utilizada para detetar lesões traumáticas da aorta, compreende duas fases: a primeira sem injeção para procurar infiltrações de alta densidade de gordura periaórtica, e a segunda com injeção para identificar sinais de lesão da aorta, tais como aumento do calibre da aorta, irregularidades no contorno vascular, entalhes parietais ou retalhos da íntima.

Estes exames são superiores à angiografia na deteção de lesões isoladas da túnica interna da aorta e no acompanhamento da sua evolução sem reparação cirúrgica [1].

As caraterísticas radiológicas das lesões traumáticas da aorta incluem sinais diretos (alterações da parede da aorta) e indirectos (hematoma mediastínico periaórtico, derrames pleurais, hemotórax), fundamentais para o planeamento de procedimentos como a colocação de stents endovasculares.

Os sinais de lesão aórtica procurados incluem [34, 61, 68, 69] :

- Flaring intimal curvilíneo: Isto significa que existe uma deformação da parede interna da aorta sob a forma de uma curva.

- Hematoma intramural ou dissecção: O hematoma intramural é definido como uma acumulação de sangue no interior da parede da aorta, frequentemente devido a uma laceração interna. A dissecção da aorta ocorre quando as camadas da parede da aorta se separam devido à pressão sanguínea, criando um espaço por onde o sangue se infiltra.

- Irregularidades na parede ou no contorno da aorta.

- Um pseudoaneurisma: uma saliência na parede da aorta que se forma como resultado de uma lesão e que pode estar cheia de sangue.

- Pseudo-coartação: significa que existe uma constrição ou estreitamento aparente da aorta.

- Hemomediastino: É um sinal indireto de lesão da aorta, uma vez que a hemorragia pode provir da aorta ou de outras estruturas vasculares.

- Hematoma do mediastino (infiltração de tecidos moles).

- Localização do hemomediastino: A localização do hemomediastino pode ter significado diagnóstico. Por exemplo, se a hemorragia circundar a aorta e outras estruturas vasculares, é mais sugestivo de uma lesão vascular.

Estes sinais são essenciais para o diagnóstico e avaliação das lesões traumáticas da aorta.

A qualidade da TAC pode ser afetada por vários factores (incapacidade de levantar os braços, agitação do doente, incapacidade de manter os braços, etc.). apneia), e nestes casos, se o diagnóstico não for claro, a angiografia continua a ser uma opção necessária.

O Quadro V resume os graus de lesão traumática da aorta.

Tabela V: Classificação das lesões da aorta torácica proposta por Starnes et al, baseada nas caraterísticas das imagens angioscópicas [34, 70] :

Catégories	Caractéristiques	Exemples
Grade 1 : Lacération intimale (Flèche jaune)	-Aucun changement externe du contour de l'aorte. -Petite déchirure avec moins de 10 mm de thrombus. -Peut être parfois traité de manière conservatrice.	
Grade 2 : Grand flap intimal (Flèche jaune)	-Aucun changement externe du contour de l'aorte. -Thrombus visible de plus de 10 mm.	
Grade 3 : Pseudo-anévrisme (Flèche jaune)	-Aspect bulbeux avec changement du contour de l'aorte. -Rupture contenue.	
Grade 4 : Rupture (Flèche jaune)	-Le patient est rarement suffisamment stable pour une imagerie. -Du produit de contraste extravasé au-delà du contour aortique	

- **Ultrassom trans-torácico (TTS) :**

Apesar das suas limitações, a ecografia transtorácica é fundamental para o diagnóstico inicial das lesões da aorta e das suas complicações, graças à sua disponibilidade imediata, sobretudo em doentes instáveis. É menos fiável na avaliação direta das lesões da aorta torácica, mas ajuda a detetar a gravidade da insuficiência aórtica e a medir o derrame pericárdico, o que justifica um acompanhamento rigoroso.

No entanto, o ecocardiograma trans-torácico é muitas vezes sub-ótimo [61], particularmente na avaliação do trauma torácico grave, na presença de condições como hematomas da parede torácica, enfisema subcutâneo, pneumotórax, contusão pulmonar e/ou enfisema mediastínico. Pode, por vezes, detetar um retalho na parte proximal da aorta torácica ascendente, mas devem ser tidas em conta as suas limitações na visualização de detalhes anatómicos específicos.

- **Ecocardiografia transesofágica (ETE) :**

Desempenha um papel crucial no diagnóstico das lesões da aorta, nomeadamente ro contexto dos hematomas mediastínicos, embora o seu desempenho seja inferior ao da TC ou da angiografia em termos de sensibilidade e especificidade [24,46]. O ETE é ideal para pacientes ventilados mecanicamente e pode ser realizado rapidamente e sem precauções específicas assim que o politraumatizado chega ao hospital. Em pacientes não intubados, é crucial excluir uma fratura da coluna cervical antes de realizar o exame.

Por estar posicionado próximo ao istmo aórtico, o ETE oferece visualização detalhada e completa desta região [71], fornecendo imagens bidimensionais e dados de Doppler colorido de alta resolução.

Esta tecnologia é particularmente eficaz na distinção das diferentes formas de lesões aórticas, como as rupturas subadventícias e as dissecções traumáticas da aorta [71,72], caracterizadas por sinais como flaps intimais, hematomas da parede aórtica, pseudoaneurismas, oclusões aórticas e deformações da forma circular da aorta descendente.

Eis os diferentes sinais ecográficos observados na rutura traumática da aorta:

- Dilatação fusiforme da aorta descendente.

- Aneurisma sacular com colo da aorta descendente (Figura 6).

- Alteração da forma circular da aorta descendente.

- A presença de retalhos de parede de espessura variável na aorta, indicando laceração da túnica parietal (Figura 7).

- Trombo na aorta, mural ou pediculado e móvel (Figura 8).

- Oclusões da aorta ligadas à síndrome de pseudo-coartação.

- Hemomediastino, confirmado por ETE, crucial para determinar se a lesão da parede aórtica é trans-mural.

No entanto, o ETE tem certas limitações e contra-indicações. Não é recomendado em doentes não intubados com fracturas da coluna cervical e a sua qualidade pode variar em função da perícia do operador. Para além disso, não consegue explorar toda a circunferência da aorta em cerca de 30% dos casos, particularmente na presença de um hematoma mediastínico significativo.

Simultaneamente, a ecografia intravascular complementa a ETE, fornecendo imagens axiais transversais da aorta em tempo real e de alta resolução. Esta ferramenta é útil para

para esclarecer anomalias subtis da aorta não detectáveis pela aortografia torácica, mas é limitada pelo elevado custo das sondas [61] e pela visualização por vezes incompleta da aorta em regiões tortuosas ou ulceradas.

Em conclusão, embora o ETE seja um método seguro, preciso e rápido para avaliaro trauma torácico e a suspeita de dissecção da aorta, as suas limitações e contra-indicações devem ser tidas em conta.

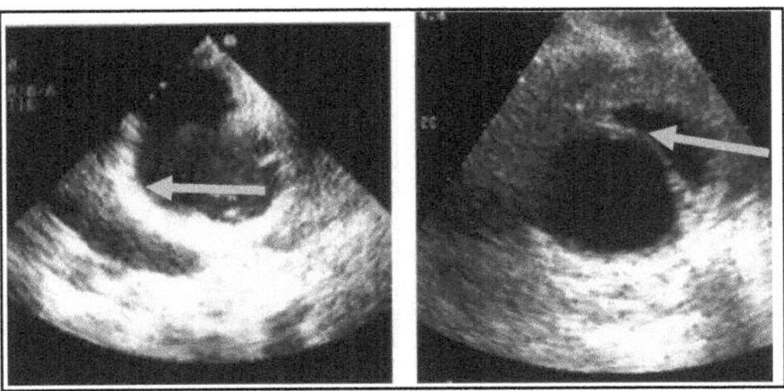

Figura 6: Várias apresentações de falsos aneurismas traumáticos ao nível do istmo aórtico observados na ultrassonografia transesofágica indicados por uma seta amarela [33].

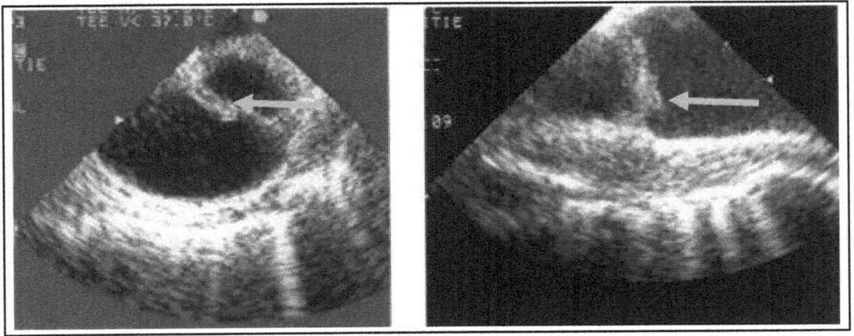

Figura 7: Ecocardiograma transesofágico identifica um flap medial, indicado por uma seta amarela, revelando uma laceração da parede aórtica, com visualização da lesão em cortes transversais e longitudinais de 0 graus [33].

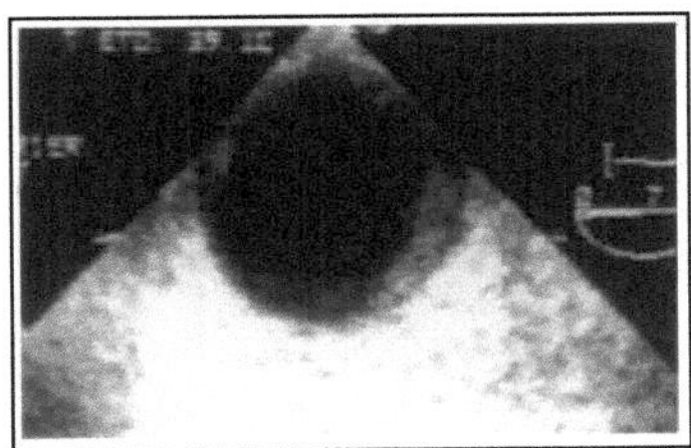

Figura 8: Apresentação ecocardiográfica transesofágica de um hematoma intramural na aorta torácica descendente após trauma, indicado por uma seta amarela [33].

- **Aortografia :**

A aortografia torácica desempenha um papel crucial na deteção, localização e determinação da extensão das lesões aórticas, bem como na definição da anatomia dos ramos do arco aórtico. Apresenta alta sensibilidade (96%) e especificidade (98%) na deteção dessas lesões [61, 63, 65, 73].

Os falsos positivos ou negativos podem resultar de séries incompletas de imagens ou de injecções inadequadas, ou podem ser confundidos com divertículos ductais ou ateromas ulcerados [63, 73, 74].

Historicamente, a aortografia era o padrão-ouro para o diagnóstico de lesões traumáticas da aorta [61], mas foi substituída pela TC, que é mais sensível e mais específica.

Atualmente, está limitada a alguns casos específicos, como a inserção de stents endovasculares (Figura 9) após embolização em casos de choque hemorrágico e suspeita de rutura traumática do istmo aórtico (RTA) em doentes com sinais laterais de lesão aórtica, mas sem lesão definitiva identificada na TAC [34].

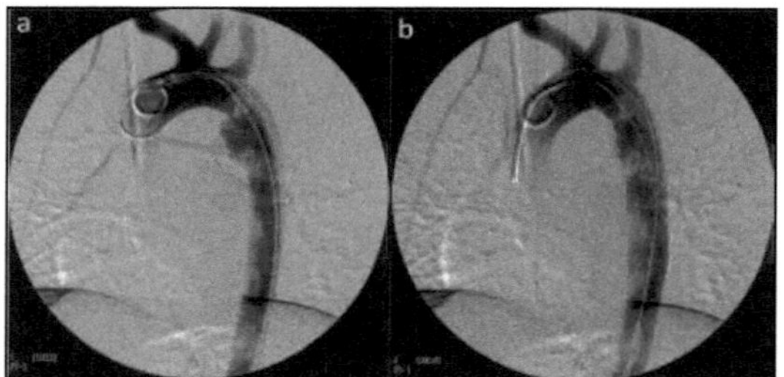

Figura 9: Imagem angiográfica mostrando um pseudoaneurisma no istmo aórtico, indicado por uma seta (a), seguido da colocação de um stent aórtico torácico Gore de 21 mm (b) por via femoral direita, permitindo a exclusão imediata do pseudoaneurisma [34].

2- 4- Abordagem diagnóstica no serviço de urgência :

Para identificar uma lesão traumática da aorta em pacientes gravemente feridos, particularmente aqueles que sofreram desaceleração significativa ou cuja radiografia de tórax revela possível RVA, recomenda-se o angioscan aórtico ou o ETE [75]. Ambos os métodos são igualmente sensíveis e específicos [76]. A sua utilização depende essencialmente da condição clínica do doente e das avaliações específicas necessárias.

No caso de doentes com instabilidade hemodinâmica, o ETE é preferido porque permite a avaliação hemodinâmica diretamente à cabeceira do doente (avaliação do volume sanguíneo e da função cardíaca, nomeadamente), bem como o diagnóstico de lesão da aorta. Por outro lado, a tomografia computorizada, que se tornou um elemento fundamental na avaliação global do politraumatizado, é frequentemente utilizada por ser mais acessível do que o ETE.

A avaliação e o tratamento das lesões traumáticas da aorta são cruciais devido ao seu potencial de rápida deterioração. De acordo com a literatura médica [77],

Vários sinais clínicos podem indicar um agravamento da lesão aórtica e justificar a realização de uma TAC torácica de seguimento antes da colocação do stent.

Estes sinais incluem:

- Dor no peito agravada ou nova

- Hipotensão ou sinais de choque que indiquem hemorragia interna ou deterioração cardiovascular

- Perturbações do ritmo cardíaco

- Dificuldades respiratórias ou hipoxia

- Alteração dos impulsos periféricos

- Sinais neurológicos como confusão ou paralisia.

A decisão de efetuar uma TAC torácica deve ter em conta o quadro clínico global. Cada caso é único e requer uma avaliação individual.

VI- Tratamento terapêutico :

O tratamento inicial dos doentes com rutura traumática da aorta é crucial e deve ser efectuado de acordo com as recomendações das melhores práticas, com uma abordagem multidisciplinar que envolva um médico de urgência, um anestesista-ressuscitador, um radiologista, um cirurgião cardiovascular e um cardiologista. Esta colaboração visa melhorar o prognóstico intervindo desde a fase pré-hospitalar. Os principais objectivos incluem :

- Estabilização do sofrimento vital
- Avaliação primária através de eco FAST ± radiografia de tórax na cama,
- Elaboração de uma avaliação completa da lesão por tomografia computadorizada de corpo inteiro
- Prioridade ao tratamento de diferentes lesões
- Realização de hemostase urgente
- E encaminhar o doente para a estrutura mais adequada para prosseguir o tratamento.
- Estes cuidados baseiam-se em medidas gerais e específicas.

1- Medidas gerais :

As primeiras medidas de reanimação e a avaliação provisória dos ferimentos são efectuadas no local pela equipa do INEM ou à chegada à sala de reanimação.

O tratamento inicial de politraumatizados em centros de trauma segue protocolos avançados de suporte de vida ao trauma.

No entanto, nos doentes com NTA, deve ser dada especial atenção à pressão arterial e à frequência cardíaca, devido aos seus efeitos na extensão e rutura da ferida [40].

Uma ou mais doenças óbvias ou potencialmente fatais devem ser procuradas e tratadas de acordo com a abordagem ABCDE, tendo em conta a possibilidade de lesões vertebrais.

O tratamento das lesões traumáticas tem prioridade em função do seu risco vital imediato. As hemorragias importantes e as lesões intracranianas com efeito de massa são tratadas com prioridade [78].

Em caso de instabilidade hemodinâmica, são tomadas todas as medidas para manter um estado respiratório e hemodinâmico satisfatório, incluindo a entubação, a ventilação mecânica, o enchimento vascular, as transfusões, a administração de catecolaminas, a hemostase cirúrgica ou a embolização.

A abordagem ABCDE é a preferida para organizar este tratamento [78,79]. As apresentações frequentes de colapso e choque, muitas vezes associadas a hipotensão (PAS<90 mm Hg) e taquicardia (FC>120 batimentos/min), devem-se principalmente a hemorragia, e a reanimação segue o algoritmo de hipotensão permissiva. Em caso de tamponamento, está indicada a drenagem pericárdica.

A hipotensão permissiva pode não ser tolerada noutras lesões concomitantes, em que a perfusão adequada dos órgãos exige pressões arteriais mais elevadas [40].

Para pacientes hemodinamicamente estáveis sem catecolaminas, os tratamentos anti-hipertensivos recomendados incluem esmolol, labetalol, clivedipina, nicardipina, urapidil e clonidina, administrados por via intravenosa para manter a pressão arterial sistólica abaixo de 120 mmHg, a pressão arterial diastólica abaixo de 100 mmHg e a frequência cardíaca entre 60 e 80 bpm [80].

Os objectivos podem ser ajustados de acordo com o estado de perfusão de outros órgãos e a urgência cirúrgica. Na ausência de contra-indicações, são preferidos os β-bloqueadores de curta duração, caso contrário são utilizados bloqueadores dos canais de cálcio não dihidropiridínicos, visando um efeito anti-impulsivo para reduzir o stress na parede da aorta [81].

2- Cuidados específicos :

2- 1- Avaliação pré-operatória :

A implantação de stents aórticos ou a cirurgia aberta para lesões traumáticas da aorta requerem uma avaliação pré-operatória rigorosa, incluindo angioscan para clarificar a anatomia e selecionar a prótese adequada,

minimizando o risco de endoleaks [82]. É essencial um exame de sangue completo, avaliando a hemostase, a função renal e hepática, e os níveis de CPK e troponina, para antecipar complicações e ajustar a gestão pós-operatória. Estes passos são vitais para o sucesso da operação e para a redução das complicações.

2- 2- Período de tratamento :

O tratamento ótimo das lesões traumáticas da aorta, nomeadamente em termos de tempo cirúrgico, tem evoluído ao longo dos anos, graças a vários estudos e avanços tecnológicos.

Inicialmente, a cirurgia era recomendada com extrema urgência, seguindo os trabalhos de Parmley [44]. No entanto, a partir da década de 70, esta abordagem foi contestada por Akins [83], que preconizava o tratamento tardio das lesões aórticas, principalmente em pacientes com lesões maiores associadas. Atualmente, reconhece-se que existe um benefício no tratamento tardio da rotura contida do istmo, especialmente em doentes com lesões graves [84], desde que o controlo da pressão arterial seja ótimo [15].

Estudos recentes têm confirmado esta atitude. De facto, alguns estudos [85] demonstraram que o tratamento tardio das lesões traumáticas da aorta está associado a bons resultados a curto e longo prazo, não havendo diferença significativa entre a reparação cirúrgica e a endovascular.

Outros estudos [86] também mostraram que os pacientes operados após 24 horas têm melhor sobrevida do que aqueles operados nas primeiras 24 horas, apesar de padrões de lesão semelhantes. Pesquisas [87] mostraram que a probabilidade de rutura secundária da aorta é de cerca de 4%, variando entre 2-5% em diferentes estudos. Esta taxa é menor do que a mortalidade associada.

a utilização precoce de heparina ou circulação extracorporal (CEC) no tratamento de lesões hemorrágicas pulmonares e cerebrais, que se estima entre 3 e 33% [24].

Com o advento do tratamento endovascular (T EV), este passou a ser cada vez mais indicado devido à ausência de complicações associadas à CEC e ao uso intensivo de heparina, necessários nos procedimentos cirúrgicos convencionais [88].

Em resumo, o momento ideal para operar as lesões traumáticas da aorta depende da gravidade das lesões associadas, da estabilidade do doente e dos recursos técnicos. Os avanços nas técnicas endovasculares oferecem opções menos invasivas, adequadas mesmo para casos complexos, permitindo uma intervenção tardia, se necessário.

2- 3. tratamento cirúrgico :

Historicamente, o tratamento da estenose aórtica tem-se baseado na cirurgia de emergência logo após o diagnóstico, com o objetivo de reduzir o risco de morte por rutura da aorta [12].

No entanto, esta abordagem cirúrgica de urgência tem uma elevada taxa de mortalidade, cerca de 30% segundo os estudos [12,47]. Os factores que aumentam o risco de mortalidade incluem a idade avançada do doente, doenças cardiovasculares e respiratórias pré-existentes e a presença de hemorragia [47].

Além disso, a cirurgia requer frequentemente circulação extracorporal e heparinização precoce [12], o que pode exacerbar outras lesões, particularmente no cérebro, pulmões ou abdómen [89].

Em alguns estudos, todas as mortes ocorreram dentro de 48 horas após a operação [12]. A cirurgia convencional ainda é indicada para pacientes jovens, estáveis [90], com baixo risco de sangramento, e quando a cirurgia pode ser adiada por algumas horas.

Os factores que podem influenciar a escolha entre a cirurgia aberta e uma abordagem endovascular para o tratamento da lesão traumática da aorta dependem de uma série de considerações clínicas [90] :

- Anatomia da aorta: As anomalias anatómicas, como curvaturas graves ou calcificações importantes da aorta, podem dificultar ou impedir o acesso endovascular.

- Outras lesões ou condições médicas: A presença de outras lesões traumáticas, particularmente as que afectam as áreas onde o material endovascular seria posicionado ou as que poderiam ser agravadas por um procedimento endovascular, pode favorecer a cirurgia aberta.

- Estado geral de saúde: Condições subjacentes, como doenças vasculares graves ou anomalias da coagulação, podem influenciar a escolha do procedimento.

- Disponibilidade e especialização: a disponibilidade de material endovascular e a especialização da equipa cirúrgica também podem ser factores determinantes.

- Preferências dos doentes e consentimento: As preferências dos doentes, baseadas na informação fornecida sobre os riscos e benefícios de cada abordagem, também desempenham um papel importante na decisão.

2- 4- Reparação endovascular da aorta torácica :

A introdução da primeira endoprótese torácica endovascular por Volodos et al., em 1991, marcou uma revolução no tratamento da NTA, abrindo caminho para um tratamento menos invasivo e mais adequado a doentes de alto risco e vítimas de politraumatismos [88]. Estudos subseqüentes atestaram a eficácia do tratamento endovascular, destacando seu impacto positivo no prognóstico e apresentando-o como uma solução promissora para as emergências aórticas, validada por resultados satisfatórios a curto e médio prazo [91,92].

Atualmente, o TEV tornou-se a estratégia preferida para o tratamento da RVA, principalmente em pacientes politraumatizados, devido às suas inúmeras vantagens em relação à cirurgia tradicional [93]. A técnica distingue-se pela sua capacidade de ser realizada de imediato, independentemente de outras lesões presentes, devido à sua natureza minimamente invasiva. Requer apenas um acesso vascular limitado numa área não lesada, evitando o clampeamento da aorta e a necessidade de anticoagulação significativa, ou mesmo a ausência de anticoagulação no caso de hemorragia associada [88].

O carácter minimamente invasivo do procedimento endovascular torna-o a alternativa de eleição, nomeadamente nos casos em que a cirurgia aberta apresentaria maiores riscos. É efectuado sem mobilização excessiva do doente e sem recurso a heparinização ou clampagem da aorta. As vantagens da endoprótese endovascular vão para além de evitar a toracotomia esquerda, a ventilação monopulmonar e a anticoagulação sistémica, fundamentais em doentes com traumatismos graves.

A rapidez e a simplicidade desta técnica reduzem o tempo de exposição do doente aos riscos cirúrgicos e permitem a sua aplicação simultânea ao tratamento doutras lesões consideradas prioritárias no mesmo ato operatório. Como este procedimento é relativamente seguro, também é adequado para pacientes mais velhos com outras patologias concomitantes.

O TEV está associado a um menor risco de paraplegia em comparação com os métodos cirúrgicos convencionais.

No entanto, o TEV tem limitações técnicas [94], nomeadamente os pequenos diâmetros da aorta torácica ou as curvaturas acentuadas do arco aórtico.

Quando as artérias femorais são demasiado estreitas, pode ser necessário optar por um acesso ilíaco primário ou mesmo por um acesso aórtico direto. É importante referir que a cobertura da artéria subclávia esquerda pela endoprótese é conseguida em cerca de um quarto dos casos, sem sinais de isquémia do membro.

Finalmente, as fugas em torno do stent, conhecidas como endoleaks, embora relativamente raras, ocorrem em 5,3% dos casos no pós-operatório [12]. Estas complicações são particularmente preocupantes no seguimento a longo prazo de pacientes submetidos a TEV.

2- 5- Escolha da estratégia de tratamento :

2- 5- 1- Abordagem do tratamento inicial das lesões traumáticas da aorta :

Como parte da nossa análise, incorporámos as recomendações das diretrizes ACC/AHA de 2022 para o diagnóstico e gestão da doença aórtica, que fornecem um quadro orientador para os clínicos no tratamento da NTA [40].

A tomada de decisão no tratamento da lesão aguda por trauma contuso da aorta requer uma abordagem cuidadosa, dada a complexidade e dinâmica dos factores envolvidos.

Esta complexidade é particularmente evidente quando se consideram as diferentes estratégias de gestão para os diferentes graus de ALR, que vão desde uma abordagem não operatória a intervenções cirúrgicas mais invasivas.

- *RTA grau 1 :*

As lesões aórticas de grau 1 são consideradas como tendo uma elevada probabilidade de resolução espontânea e estão associadas a um risco extremamente baixo de morte relacionada com a aorta.

A gestão destes casos envolve geralmente uma abordagem médica conservadora, com um acompanhamento cuidadoso por imagem para confirmar a resolução da lesão. Esta abordagem é apoiada por investigações anteriores, como a efectuada por Estrera [10], que concluiu que a gestão médica de lesões de Grau 1 resultou numa taxa de mortalidade de 0%.

Assim, as actuais diretrizes da Sociedade de Cirurgia Vascular (SVS) recomendam um tratamento expetante para lesões de grau 1, sendo a reparação cirúrgica considerada apenas para lesões de grau superior.

- *RTA grau 2 :*

Os dados indicam que o grau de lesão é um preditor independente de morte relacionada com a aorta. No entanto, os resultados para lesões de grau 1 e 2 parecem semelhantes, quer o tratamento seja não operatório ou endovascular. Esta observação é consistente, incluindo para as taxas de morte intra-hospitalar e mortes relacionadas com a aorta. Um centro de alto volume até mesmo não relatou nenhuma diferença significativa nas taxas de mortalidade entre estratégias não-operatórias e operatórias para lesões de grau 1 e 2 [95].

Para os doentes com uma lesão de grau 2 com caraterísticas imagiológicas de alto risco, a intervenção aórtica é considerada razoável. Estas caraterísticas de alto risco incluem elementos como um hematoma mediastinal posterior de superior a 10 mm, uma relação entre o tamanho da lesão e o diâmetro da aorta superior a 1,4 ou um hematoma mediastínico que provoque um efeito de massa.

No entanto, para os doentes de grau 2 sem estas caraterísticas de alto risco, pode prever-se uma gestão não operatória com acompanhamento por imagiologia.

- *RTA graus 3 e 4 :*

As lesões de grau 3 e 4 têm um risco elevado de progressão e rutura, exigindo uma intervenção urgente. No caso de lesões de grau 3, o tratamento não operatório foi identificado como um preditor independente de mortalidade por todas as causas, sublinhando a importância de uma intervenção rápida nestes casos [96].

Em resumo, o tratamento da ALR varia consideravelmente, dependendo do grau de lesão e das caraterísticas específicas de cada caso. Uma avaliação completa e individualizada é crucial para determinar a estratégia de gestão mais adequada para cada doente, tendo em conta os potenciais riscos e benefícios das diferentes abordagens.

2- 5- 2- Reparação endovascular versus cirurgia aberta

O tratamento endovascular tem sido progressivamente considerado a abordagem de eleição para as lesões traumáticas da aorta torácica. Este facto é corroborado pelas tendências entre 2007 e 2015, período durante o qual se verificou uma diminuição significativa da reparação aberta da aorta torácica, de 7,5% para 1,9%. Ao mesmo tempo, a utilização da reparação endovascular aumentou significativamente, de 12,1% para 25,7%.

Apesar da ausência de ensaios aleatórios que comparem diretamente a reparação aberta com o tratamento endovascular [97], uma síntese de dados de registos de trauma e meta-análises revela benefícios significativos associados ao TEV em doentes com anatomia compatível. Estes benefícios incluem uma melhoria nas taxas de mortalidade a curto prazo, bem como uma redução nas complicações isquémicas da medula espinal e na lesão renal aguda.

No entanto, no tratamento de doentes politraumatizados, a administração de heparina peri-operatória, necessária para prevenir complicações trombo-embólicas durante o TEV, pode aumentar o risco de hemorragia. Por conseguinte, é essencial uma avaliação cuidadosa do risco global de hemorragia para cada doente antes da administração de heparina. Um pequeno estudo sobre o TEV, principalmente em doentes com AVR de grau 3, não mostrou diferenças significativas em termos de hemorragia, complicações tromboembólicas ou mortalidade, quer se utilizasse heparina em dose completa, em dose baixa ou não se utilizasse heparina. No entanto, deve ser notado que os pacientes que receberam uma dose completa de heparina foram reparados 3 vezes mais rapidamente do que aqueles que não receberam [98].

Em termos de apoio específico à recomendação, alguns estudos demonstraram que, em comparação com a reparação aberta, o tratamento endovascular da RVA resulta numa melhoria das taxas de mortalidade durante o procedimento e aos 30 dias, contribuindo também para uma redução das complicações pós-operatórias, incluindo a lesão da medula espinal e a lesão renal aguda [11, 99]. Uma meta-análise de 17 estudos retrospectivos associou o TEV a menores taxas de mortalidade no procedimento e aos 30 dias e a uma redução significativa da paraplegia pós-operatória [11]. Conclusões semelhantes foram alcançadas por Murad et al [100], que,

após analisarem 139 estudos que envolveram 7768 doentes, registaram reduções acentuadas na mortalidade e nas ICS. Os dados do National Trauma Data Bank, que reúne informações multicêntricas de centros de trauma, confirmam estes resultados, descrevendo uma redução da mortalidade, menor tempo de internamento em unidades de cuidados intensivos e hospitalares, e taxas mais baixas de lesão renal aguda e síndrome de dificuldade respiratória aguda para os doentes tratados com TEV em comparação com os que foram submetidos a reparação aberta [99].

Apesar das vantagens da reparação endovascular, a cirurgia aberta continua a ser relevante nos casos em que as técnicas endovasculares não são aplicáveis ou se revelam inadequadas, particularmente em crianças e doentes pequenos [101, 102], ou quando as opções endovasculares não são adequadas.

A opção pela cirurgia aberta é considerada com base em vários factores determinantes:

-	Localização e natureza da lesão: A cirurgia aberta é frequentemente preferida quando a lesão está localizada em áreas da aorta onde a colocação de stent é tecnicamente impraticável. As lesões próximas de estruturas vitais, como o arco aórtico onde emergem os ramos principais, podem dificultar a implantação de um stent e, por conseguinte, favorecer a reparação aberta.

-	O tamanho e a extensão da lesão: Quando confrontada com lesões longas ou complexas, a abordagem endovascular pode ser insuficiente para proporcionar uma reparação estável e segura. Nesses casos, a opção pela cirurgia aberta pode oferecer uma solução mais adequada e duradoura [103].

-	O estado do doente: Alguns doentes podem ter contra-indicações específicas para a utilização de stents, tais como alergias a materiais.

ou caraterísticas anatómicas que comprometam a colocação ou a função do

stent.

Para estes indivíduos, a cirurgia aberta pode representar a única alternativa viável.

-	Falha de abordagens minimamente invasivas: Tentativas anteriores de reparação endovascular por vezes falham ou levam a complicações. Nestas situações, a cirurgia aberta pode tornar-se necessária para retificar ou completar o tratamento inicial [102].

-	A decisão entre cirurgia aberta e reparação endovascular também pode ser influenciada pelo nível de especialização e pelas preferências do centro médico responsável pelo tratamento, bem como pelos recursos e equipamentos disponíveis.

É de salientar que o tratamento da lesão traumática da aorta deve ser altamente personalizado. As estratégias de tratamento são desenvolvidas após uma avaliação exaustiva do doente, tendo em conta variáveis como a idade, o estado geral de saúde, as co-morbilidades e as preferências individuais do doente. As diretrizes de tratamento estão em constante evolução, reflectindo os avanços tecnológicos e as novas evidências da investigação clínica.

VII- Evolução e prognóstico da lesão pós-traumática da aorta:

A avaliação da gravidade do traumatismo, em particular das lesões traumáticas da aorta, e a estimativa das hipóteses de sobrevivência dos doentes são aspectos cruciais do tratamento médico.

1- Factores preditivos de morbilidade e mortalidade :

O tratamento dos doentes submetidos a cirurgia por lesões traumáticas da aorta é complexo, exigindo uma avaliação aprofundada dos factores preditivos de morbilidade e mortalidade.

A literatura médica destaca a influência do tipo de procedimento cirúrgico nas complicações pós-operatórias [16, 88]. As técnicas endovasculares, que são menos invasivas, têm demonstrado reduzir o risco de complicações imediatas, como hemorragia major ou infeção. Por outro lado, a cirurgia aberta, embora mais invasiva, continua a ser uma opção relevante em determinadas situações clínicas, apesar de estar associada a taxas mais elevadas de complicações, como infecções e problemas respiratórios.

Outros estudos sublinham a importância de factores como a idade do doente, as co-morbilidades, o tempo decorrido entre o trauma e a chegada ao hospital e o tempo decorrido entre a chegada ao hospital e a operação [47]. Os dados clínicos pré-operatórios, em particular o ISS e as necessidades de transfusão, são particularmente significativos. Um ISS superior a 30, indicando lesões graves, está fortemente associado a um risco acrescido de morbilidade e mortalidade [104]. Do mesmo modo, as necessidades de transfusão, nomeadamente a necessidade de transfundir mais de 4 unidades de glóbulos vermelhos nas 24 horas seguintes à cirurgia, reflectem uma perda significativa de sangue e instabilidade hemodinâmica, aumentando assim o risco de complicações. Além disso, um rácio entre plasma fresco congelado e glóbulos vermelhos inferior a 1:1,5 é outro indicador preocupante, sugerindo uma potencial coagulopatia e um estado clínico deteriorado [105].

Para além dos factores diretamente relacionados com o doente, vários outros elementos desempenham um papel crucial no resultado da cirurgia da lesão traumática da aorta. Em primeiro lugar, a experiência e a competência da equipa cirúrgica [106], particularmente em procedimentos cirúrgicos endovasculares ou abertos, são factores decisivos para o sucesso da operação.

Uma equipa experiente pode antecipar e gerir melhor quaisquer complicações, melhorando assim o resultado da operação. Em segundo lugar, a duração da operação

O procedimento cirúrgico também influencia os resultados [107]. Uma cirurgia prolongada está frequentemente associada a um risco acrescido de complicações, incluindo complicações infecciosas, devido à exposição prolongada e à maior complexidade do procedimento. Em terceiro lugar, as técnicas e os dispositivos específicos utilizados durante a cirurgia podem afetar o risco de complicações [108]. A escolha datécnica mais adequada para cada caso específico é essencial para minimizar o risco.

A fase pós-operatória é também um aspeto vital da gestão [109]. O controlo eficaz da dor, a prevenção rigorosa das infecções e a monitorização cuidadosa da função cardiovascular e pulmonar são essenciais para reduzir as complicações pós-operatórias.

Por último, a reabilitação e o controlo regular desempenham um papel importante na prevenção de complicações a longo prazo.

Esta compreensão abrangente dos vários factores preditivos é crucial para otimizar as estratégias cirúrgicas e melhorar os cuidados pós-operatórios, de modo a reduzir a morbilidade e a mortalidade em doentes com lesão traumática da aorta.

2- Complicações da lesão aórtica pós-traumática :

2-1- Complicações precoces :

As complicações precoces associadas à cirurgia para tratamento da lesão traumática da aorta variam consideravelmente, dependendo da abordagem adoptada. Cada método comporta riscos específicos e complicações potenciais que merecem uma análise cuidadosa:

As complicações precoces do tratamento endovascular são [20, 40] :
-    Lesões do acesso vascular e complicações relacionadas com o stent: Podem ocorrer lesões vasculares no local de inserção do stent, como a formação de hematomas ou falsos aneurismas. A migração ou deslocação do stent (3%) e o endoleak (2%) são riscos significativos.

-    Os endoleaks são também uma complicação crítica. Eles são classificados em cinco tipos distintos [110], cada um refletindo um mecanismo particular, que tem implicações importantes para o manejo e tratamento subseqüente da condição. A deteção e o diagnóstico desses vazamentos são geralmente realizados por meio de exames de imagem pós-operatórios, como tomografia computadorizada ou angiografia torácica.

-    Complicações neurológicas: A isquémia espinal e a paraplegia podem resultar da obstrução da artéria que alimenta a medula espinal.

Existe também um risco de acidente vascular cerebral (AVC), sobretudo se forem libertados resíduos para a corrente sanguínea.

-    Complicações cardíacas: Pode ocorrer insuficiência cardíaca se o coração for forçado a bombear através de uma dinâmica circulatória alterada após a colocação do stent. Embora raro, o enfarte do miocárdio também pode ocorrer, muitas vezes como resultado de stress no coração ou embolia.

-    Insuficiência renal aguda: Trata-se de uma complicação possível, ligada aos produtos de contraste iodados ou à hipoperfusão durante o procedimento.

As complicações da cirurgia aberta são variadas e incluem [47] :

- Complicações relacionadas com a incisão e a manipulação da aorta: tais como hemorragias, hematomas ou infecções no local da ferida.

- Complicações pulmonares, como embolia pulmonar, pneumonia ou atelectasia, frequentemente devidas a intubação prolongada.

- Complicações neurológicas: Um risco acrescido de paraplegia ou paresia frequentemente causado por isquémia da medula espinal durante a oclusão da aorta.

- Complicações cardíacas: tais como enfarte do miocárdio, arritmias cardíacas e insuficiência cardíaca congestiva.

- Insuficiência renal: Pode resultar de hipotensão prolongada ou da utilização de medicamentos nefrotóxicos durante a operação.

- Problemas gastrointestinais: Isquémia mesentérica se a reparação envolver a área da artéria mesentérica superior.

- Fundamentalmente, os avanços nas técnicas cirúrgicas e nos cuidados pós-operatórios contribuíram para uma redução da taxa destas complicações. Uma gestão cuidadosa dos riscos pré-operatórios e um acompanhamento pós-operatório rigoroso continuam a ser essenciais para minimizar o risco de complicações em ambas as abordagens cirúrgicas.

2- 2- Complicações tardias :

Os resultados a médio prazo da reparação aberta e da reparação endovascular mostram geralmente uma baixa taxa de complicações, como endoleaks, migração do stent ou necessidade de reintervenções, com um período médio de seguimento de 52 a 60 meses, embora ainda faltem dados sobre os resultados a longo prazo [40].

A adaptação dos protocolos de acompanhamento para incluir avaliações angioscópicas regulares pode ajudar a detetar e intervir precocemente nas complicações, melhorando assim os resultados a longo prazo.

Aos três meses, a grande maioria dos nossos doentes manteve os seus stents sem complicações de maior, com exceção de um doente que necessitou de um segundo stent devido a um endoleak de tipo I.

O mesmo doente faleceu um ano mais tarde devido a uma complicação grave após uma reoperação de emergência. Este caso realça a necessidade de uma vigilância permanente e, eventualmente, de uma reavaliação dos critérios de seguimento e das estratégias de gestão dos endoleaks.

Estes resultados confirmam a exequibilidade e a relativa segurança da intervenção endovascular para o tratamento das lesões da aorta, ao mesmo tempo que salientam a necessidade de uma monitorização e gestão cuidadosa das complicações para otimizar os resultados a longo prazo.

No caso da cirurgia aberta da aorta, várias complicações tardias podem surgir [47]. Estas incluem a formação de aneurismas de falso canal, resultantes da fraqueza persistente da parede da aorta. Infecções protéticas são outra complicação grave que pode requerer cirurgia adicional. Além disso, complicações cardíacas podem ocorrer, seja como resultado da deterioração da função cardíaca ou como conseqüência direta da operação.

Por último, podem também ocorrer problemas de cicatrização na incisão cirúrgica, provocando atrasos no processo de cicatrização.

Nas reparações com stent, podem também ocorrer várias complicações tardias [111]. Estas incluem endoleaks, que podem exigir intervenções corretivas. A migração do stent, em que o stent se desloca da sua posição original, pode comprometer a sua eficácia. A trombose do stent, que é a formação de coágulos sanguíneos no interior do stent, também pode levar à falha do stent.

o stent, pode obstruir o fluxo sanguíneo. Finalmente, a fadiga do material, em que o desgaste ou a degradação do material do stent ocorre ao longo do tempo, é outra preocupação [90].

No nosso seguimento anual, é de salientar que a maioria dos doentes submetidos a intervenção endovascular apresentou resultados clínicos satisfatórios, com a notável exceção de um caso de trombose da endoprótese, que foi eficazmente gerido com terapêutica antiplaquetária. Esta observação sublinha a pertinência e a eficácia da abordagem endovascular no tratamento das patologias da aorta, reconhecendo, no entanto, a necessidade de uma vigilância permanente na identificação e tratamento de potenciais complicações como a trombose. Por outro lado, a ausência de complicações nos doentes que optaram por cirurgia aberta contrasta com os riscos associados aos procedimentos endovasculares, evidenciando a relativa segurança da cirurgia aberta. No entanto, esta comparação revela também as vantagens e desvantagens inerentes a cada método de tratamento, sendo necessária uma avaliação individualizada para a escolha da opção mais adequada de acordo com o perfil de risco e condições específicas de cada doente. Estes resultados convidam a uma discussão mais aprofundada sobre protocolos de seguimento e estratégias de prevenção de complicações, sublinhando a importância de uma escolha terapêutica informada e de uma gestão pós-operatória rigorosa para otimizar os resultados a longo prazo e minimizar os riscos para os doentes.

2-　3- Complicações do tratamento não operatório da ATR:

A gestão não operatória da ALR é uma área complexa com dados limitados sobre os resultados a longo prazo [40].

Recentemente, uma revisão sistemática focada no tratamento não-operatório da NTA encontrou uma baixa percentagem de eventos críticos na aorta [98]. No entanto, este estudo também demonstrou uma progressão significativa da lesão em 7,6% dos casos, enquanto que a cicatrização ou melhoria da lesão foi registada em 34% dos doentes. Estes dados foram recolhidos durante um período de seguimento alargado, que variou entre 1 dia e 118 meses. É importante notar que, quando a progressão da lesão é registada em estudos imagiológicos repetidos, os doentes são normalmente submetidos a reparação cirúrgica [98, 112].

Isto indica que, embora a gestão não operatória possa ser uma opção viável para algumas NTA de baixo grau, é imperativa uma monitorização cuidadosa para detetar quaisquer sinais de progressão da doença.

3- Escores de prognóstico para lesão aórtica pós-traumática :

Vários estudos analisaram a eficácia e a relevância de várias pontuações de prognóstico. Estes incluem o Revised Trauma Score (RTS) e o Injury Severity Score (ISS), que são frequentemente utilizados para quantificar a gravidade da lesão, orientar a reanimação e tomar decisões cirúrgicas [113].

4- Mortalidade na lesão pós-traumática da aorta :

A mortalidade a curto prazo com o tratamento endovascular da RVA é menor do que com a cirurgia convencional.

A taxa de complicações associadas a estes métodos endovasculares é consideravelmente reduzida. A eficácia desta abordagem é apoiada pelos dados de uma meta-análise rigorosa que inclui sete estudos comparativos entre o EVT e a cirurgia aberta.

Em uma meta-análise, Lettinga-van de Poll et al [20] encontraram uma diferença significativa nas taxas de mortalidade em 30 dias entre as duas modalidades de tratamento. Enquanto o grupo de pacientes submetidos à cirurgia aberta teve uma taxa de mortalidade de 18,9%, essa taxa foi significativamente menor, de 4%, nos pacientes tratados com TEV.

Estes resultados realçam não só a eficácia a curto prazo do TEV como tratamento preferencial para a RVA, mas também o seu potencial para minimizar o risco para o doente em comparação com métodos mais invasivos, como a cirurgia aberta convencional.

A cirurgia aberta, considerada um método convencional de tratamento das lesões da aorta, é invasiva e está associada a um elevado risco de complicações pós-operatórias imediatas. Tal pode dever-se à complexidade das lesões, à fragilidade da estrutura aórtica após traumatismo ou a outros factores de risco operatório.

A colocação de stents aórticos representa uma abordagem menos invasiva com potencial para uma recuperação mais rápida e menos dor para os doentes.

5- Determinantes da sobrevivência pós-traumática da aorta :

Para examinar os vários factores que influenciam a sobrevivência a longo prazo após a rutura traumática da aorta, foram realizados os trabalhos de Arthurs et al [114] e Deree et al [116].

[115] representam contribuições notáveis para este campo, destacando o impacto significativo da reparação da aorta e a correlação entre a sobrevivência e diversas variáveis clínicas, tais como choque, acidose e localização da lesão da aorta. Estes estudos sugerem que a intervenção cirúrgica rápida e adequada, bem como a gestão precoce dos factores de risco, são cruciais para melhorar os resultados de sobrevivência em doentes com lesões traumáticas da aorta torácica.

Mais recentemente, o estudo de Shiban et al (2021) [116] acrescentou uma nova dimensão a esta compreensão, aplicando técnicas de aprendizagem automática para prever a sobrevivência após uma lesão traumática da aorta, salientando o papel preditivo das co-morbilidades, incluindo antecedentes cardíacos, pontuação na escala de coma de Glasgow e eficácia da reparação endovascular da aorta torácica nos sobreviventes. Além disso, factores como o tabagismo, a pneumonia e as infecções do trato urinário foram identificados como influenciando negativamente a sobrevivência, sublinhando a importância de uma gestão abrangente dos doentes para além da lesão aórtica isolada.

O achado de uma diferença significativa na sobrevivência de acordo com o grau de gravidade escanográfico das lesões aórticas é particularmente revelador. Este facto indica a importância crucial de um diagnóstico imagiológico preciso e da classificação das lesões na tomada de decisões terapêuticas.

6- Acompanhamento dos doentes e prevenção de complicações :
Os protocolos de acompanhamento de pacientes submetidos a tratamento de lesão traumática da aorta por TEV ou cirurgia aberta são diferentes [10, 40, 93, 117, 118].

6- 1- Seguimento após tratamento endovascular (EVT) :
-    **Acompanhamento clínico:** As consultas regulares com um cirurgião vascular ou cardiologista são essenciais para avaliar a saúde geral do doente, incluindo a gestão dos factores de risco cardiovascular.

-    **Gestão dos factores de risco:** É fundamental controlar a tensão arterial e o colesterol elevados e deixar de fumar. Podem ser prescritos medicamentos como estatinas ou anti-hipertensores.

É de salientar que, numa série [12], todos os doentes submetidos a TEV foram submetidos a terapêutica antiplaquetária.

-    **Controlos radiológicos:** Os doentes recebem uma TAC com contraste antes da alta para avaliar a posição e a integridade do stent.

São efectuados controlos radiológicos frequentes nos primeiros meses após a operação, ao fim de 1, 3 e 6 meses.

Se a condição do doente for estável e sem anomalias, a frequência dos controlos radiológicos pode ser reduzida. As diretrizes clínicas da Sociedade de Cirurgiões Vasculares (SVS) sugerem uma monitorização a cada 2 a 5 anos [98].

6- 2- Seguimento após cirurgia aberta :

- **Acompanhamento pós-operatório imediato:** Esta fase centra-se no controlo de potenciais complicações, como infecções, problemas de cicatrização e complicações pulmonares ou cardíacas.

- **Monitorização clínica:** É necessária uma monitorização clínica regular para controlar a recuperação global e gerir os factores de risco cardiovascular.

- **Reabilitação e estilo de vida:** A reabilitação pode ser necessária para recuperar a força e a resistência, e as recomendações relativas ao estilo de vida, como uma dieta saudável, deixar de fumar e praticar exercício físico regularmente, são cruciais.

- **Controlos radiológicos a longo prazo:** Embora menos frequentes do que no caso do TEV, podem ser recomendados exames periódicos de TC ou de ultra-sons.

- **Considerações específicas e personalizadas:** É essencial reconhecer que estes protocolos de monitorização podem variar em função de factores individuais como a idade do doente, co-morbilidades, tipo de lesão aórtica e resposta individual ao tratamento. Por conseguinte, é essencial adotar uma abordagem personalizada.

VIII-   Conclusão:

Desde os anos 50, registaram-se progressos consideráveis no tratamento dos traumatismos torácicos e das lesões da aorta. Outrora tratadas essencialmente por cirurgia aberta, as técnicas modernas privilegiam atualmente a reparação endovascular, menos invasiva e mais segura, em resposta aos desafios colocados pela frequência, gravidade e complexidade destas lesões, frequentemente localizadas ao nível do istmo aórtico.

A compreensão do trauma da aorta realça a necessidade de aperfeiçoar a gestão e o tratamento dos doentes politraumatizados. É importante para a prática clínica e incentiva uma investigação mais aprofundada das abordagens diagnósticas e terapêuticas neste domínio em evolução.

IX- Bibliografia :

[1] Mathiot SP. Rupturas traumáticas do istmo aórtico 2000.

[2] Procházka V, Roman J, Jaluvka F, Jonszta T, Vrtková A, Pleva L, et al. Reparo endovascular de lesão da aorta torácica: 17 anos de experiência em um único centro. Med Sci Monit 2021;27.

[3] Steuer J, Björck M, Sonesson B, Resch T, Dias N, Hultgren R, et al. Editor's Choice - Durability of Endovascular Repair in Blunt Traumatic Thoracic Aortic Injury: Long-Term Outcome from Four Tertiary Referral Centers. Eur J Vasc Endovasc Surg Off J Eur Soc Vasc Surg 2015;50:460-5.

[4] Hiller RJ, Mikocka-Walus AA, Cameron PA. Aortic transection: demographics, treatment and outcomes in Victoria, Australia (Transecção da aorta: dados demográficos, tratamento e resultados em Victoria, Austrália). Emerg Med J EMJ 2010;27:368-71.

[5] Fabian TC, Richardson JD, Croce MA, Smith JS, Rodman G, Kearney PA, et al. Estudo prospetivo da lesão aórtica contundente: ensaio multicêntrico da Associação Americana para a Cirurgia do Trauma. J Trauma 1997;42:374-80; discussão 380- 383.

[6] Jamieson WRE, Janusz MT, Gudas VM, Burr LH, Fradet GJ, Henderson C. Rutura traumática da aorta torácica: terceira década de experiência. Am J Surg 2002;183:571-5.

[7] Zoulati M, Bakkali T, Aghoutane N, Lyazidi Y, Chtata H, Taberkant M. Dissecção aguda pós-traumática da aorta torácica descendente. JMV-J Médecine Vasc 2019;44:367-73.

[8] Jahromi AS, Kazemi K, Safar HA, Doobay B, Cinà CS. Traumatic rupture of the thoracic aorta: cohort study and systematic review. J Vasc Surg 2001;34:1029-34.

[9] Cardarelli MG, McLaughlin JS, Downing SW, Brown JM, Attar S, Griffith BP. Gestão da rutura traumática da aorta: uma experiência de 30 anos. Ann Surg 2002;236:465-9; discussão 469-470.

[10] Lee WA, Matsumura JS, Mitchell RS, Farber MA, Greenberg RK, Azizzadeh A, et al. Reparação endovascular da lesão traumática da aorta torácica: diretrizes de prática clínica da Sociedade de Cirurgia Vascular. J Vasc Surg 2011;53:187-92.

[11] Xenos ES, Abedi NN, Davenport DL, Minion DJ, Hamdallah O, Sorial EE, et al. Meta-análise da reparação endovascular vs aberta para a rutura traumática da aorta torácica descendente. J Vasc Surg 2008;48:1343-51.

[12] Denguir R, Frikha I, Kaouel K, Abdennadher M, Ziadi J, Jemel A, et al. Tratamento da rutura pós-traumática do istmo aórtico. Apropos de 37 casos. J Mal Vasc 2013;38:13-21.

[13] Dake MD, Patel HJ. Thoracic Branch Endoprosthesis: Early Case Experience and the Clinical Trial n.d.

[14] Greendyke RM. Traumatic rupture of aorta; special reference to automobile accidents. JAMA 1966;195:527-30.

[15] Cook J, Salerno C, Krishnadasan B, Nicholls S, Meissner M, Karmy-Jones R. The effect of changing presentation and management on the outcome of blunt rupture of the thoracic aorta. J Thorac Cardiovasc Surg 2006;131:594-600.

[16] Cheng Y-T, Cheng C-T, Wang S-Y, Wu VC-C, Chu P-H, Chou A-H, et al. Resultados a longo prazo do reparo endovascular e aberto para lesão traumática da aorta torácica. JAMA Netw Open 2019;2:e187861.

[17] Rousseau H, Dambrin C, Marcheix B, Richeux L, Mazerolles M, Cron C, et al. Acute traumatic aortic rupture: A comparison of surgical and stentgraft

repair. J Thorac Cardiovasc Surg 2005;129:1050-5.

[18] Gammie JS, Shah AS, Hattler BG, Kormos RL, Peitzman AB, Griffith BP, et al. Traumatic aortic rupture: diagnosis and management. Ann Thorac Surg 1998;66:1295-300.

[19] Akowuah E, Baumbach A, Wilde P, Angelini G, Bryan AJ. Emergency repair of traumatic aortic rupture: endovascular versus conventional open repair. J Thorac Cardiovasc Surg 2007;134:897-901.

[20] Lettinga-van De Poll T, Schurink GWH, De Haan MW, Verbruggen JPAM, Jacobs MJ. Endovascular treatment of traumatic rupture of the thoracic aorta. Br J Surg 2007;94:525-33.

[21] Dinh K, Limmer A, Ngai C, Cho T, Young N, Hsu J. Lesões contundentes da aorta torácica, uma perspetiva de um único centro australiano. ANZ J Surg 2021;91:662-7.

[22] Bae M, Jeon CH, Kwon H, Kim JH, Choi SU, Song S. Avaliação do Reparo Aórtico Endovascular Torácico da Zona 2 Realizado com e sem Embolização Profilática da Artéria Subclávia Esquerda em Pacientes com Lesão Traumática da Aorta. Korean J Radiol 2021;22:577.

[23] Trachiotis GD, Sell JE, Pearson GD, Martin GR, Midgley FM. Rutura Traumática da Aorta Torácica em Paciente Pediátrico. Ann Thorac Surg 1996;62:724-32.

[24] Noly P-E, Mercier O, Angel C, Fabre D, Mussot S, Brenot P, et al. Tratamento da rutura traumática do istmo aórtico em 2014. J Eur Urgences Réanimation 2015;27:161-71.

[25] Sun J, Ren K, Zhang L, Xue C, Duan W, Liu J, et al. Lesão traumática da aorta torácica sem corte: uma análise retrospetiva de 10 anos em um único centro. J Cardiothorac Surg 2022;17:335.

[26] Asgarzadeh M, Fischer D, Verma SK, Courtney TK, Christiani DC. O impacto do clima, da superfície da estrada, da hora do dia e das condições de luz na gravidade das lesões causadas por acidentes de bicicleta e veículos motorizados. Am J Ind Med 2018;61:556-65.

[27] Richens D. O mecanismo de lesão na rutura traumática contundente da aorta. Eur J Cardiothorac Surg 2002;21:288-93.

[28] Gaffey AC, Zhang J, Saka E, Quatromoni JG, Glaser J, Kim P, et al. História Natural do Tratamento Não Operatório da Lesão Torácica Contundente da Aorta de Grau II. Ann Vasc Surg 2020;65:124-9.

[29] Ayella RJ, Hankins JR, Turney SZ, Cowley RA. Rutura da aorta torácica devido a trauma contuso: J Trauma Inj Infect Crit Care 1977;17:199-205.

[30] Cowley RA, Turney SZ, Hankins JR, Rodriguez A, Attar S, Shankar BS. Rutura da aorta torácica causada por trauma contuso. Uma experiência de quinze anos. J Thorac Cardiovasc Surg 1990;100:652-60; discussão 660661.

[31] Stemper BD, Yoganandan N, Pintar FA, Brasel KJ. Multiple Subfailures Characterize Blunt Aortic Injury: J Trauma Inj Infect Crit Care 2007;62:1171-4.

[32] Igiebor OS, Waseem M. Aortic Trauma. StatPearls, Treasure Island (FL): StatPearls Publishing; 2023.

[33] Goarin JP, Barbry T. Lesões traumáticas da aorta n.d.

[34] Patel NR, Dick E, Batrick N, Jenkins M, Kashef E. Pérolas e armadilhas na imagem da lesão aórtica torácica traumática contundente: uma revisão pictórica. Br J Radiol 2018: 20180130.

[35] Teixeira PGR, Inaba K, Barmparas G, Georgiou C, Toms C, Noguchi TT, et al. Blunt Thoracic Aortic Injuries: An Autopsy Study. J Trauma Inj Infect Crit Care 2011;70:197-202.

[36] Schulman CI, Carvajal D, Lopez PP, Soffer D, Habib F, Augenstein J. Incidência e mecanismos de colisão da lesão aórtica durante a última década. J Trauma Inj Infect Crit Care 2007;62:664-7.

[37] Demetriades D, Velmahos GC, Scalea TM, Jurkovich GJ, Karmy-Jones R, Teixeira PG, et al. Reparação cirúrgica ou endoprótese endovascular em traumatismos contundentes

Thoracic Aortic Injuries: Results of an American Association for the Surgery of Trauma Multicenter Study (Lesões da aorta torácica: resultados de um estudo multicêntrico da Associação Americana para a Cirurgia do Trauma). J Trauma Inj Infect Crit Care 2008;64:561-71.

[38] Lesèche G, Alsac J-M, Castier Y. Rutura aguda pós-traumática do istmo aórtico. J Chir (Paris) 2008;145:115-21.

[39] De Mestral C, Dueck A, Sharma SS, Haas B, Gomez D, Hsiao M, et al. Evolution of the Incidence, Management, and Mortality of Blunt Thoracic Aortic Injury: A Population-Based Analysis (Evolução da incidência, tratamento e mortalidade da lesão torácica contundente da aorta: uma análise de base populacional). J Am Coll Surg 2013;216:1110-5.

[40] Isselbacher EM, Preventza O, Hamilton Black J, Augoustides JG, Beck AW, Bolen MA, et al. 2022 ACC/AHA Guideline for the Diagnosis and Management of Aortic Disease: A Report of the American Heart Association/American College of Cardiology Joint Committee on Clinical Practice Guidelines. Circulação 2022;146.

[41] Classificação da lesão traumática contundente da aorta. n.d.

[42] Feczko JD, Lynch L, Pless JE, Clark MA, McClain J, Hawley DA. An autopsy case review of 142 nonpenetrating (blunt) injuries of the aorta: J Trauma Inj Infect Crit Care 1992;33:846- 9.

[43] Townend JN, Davies MK, Jones EL. Rutura fatal de um aneurisma pós-traumático insuspeito da aorta torácica durante a gravidez. Heart 1991;66:248-9.

[44] Parmley LF, Mattingly TW, Manion WC, Jahnke EJ. Lesão Traumática Não Penetrante da Aorta. Circulation 1958;17:1086-101.

[45] Hudson HM, Woodson J, Hirsch E. The Management of Traumatic Aortic Tear in the Multiply-Injured Patient (O tratamento da rutura traumática da aorta no paciente com lesões múltiplas). Ann Vasc Surg 1991;5:445-8.

[46] Nzewi O, Slight RD, Zamvar V. Management of Blunt Thoracic Aortic Injury. Eur J Vasc Endovasc Surg 2006;31:18-27.

[47] Chiba K, Abe H, Kitanaka Y, Miyairi T, Makuuchi H. Reparação cirúrgica convencional da rutura traumática da aorta torácica. Gen Thorac Cardiovasc Surg 2014;62:713-9.

[48] Fox N, Schwartz D, Salazar JH, Haut ER, Dahm P, Black JH, et al. Avaliação e gestão da lesão traumática contundente da aorta: uma diretriz de gestão prática da Associação Oriental para a Cirurgia do Trauma. J Trauma Acute Care Surg 2015;78:136-46.

[49] Rodriguez-Merchán EC, Rubio-Suárez JC, editores. Fracturas complexas dos membros: diagnóstico e gestão. Cham Heidelberg: Springer; 2014.

[50] Kaewlai R, De Moya MA, Santos A, Asrani AV, Avery LL, Novelline RA. Lesão Cardíaca Contundente em Pacientes Traumatizados com Lesão da Aorta Torácica. Emerg Med Int 2011;2011:1-6.

[51] Emet M, Akoz A, Aslan S, Saritas A, Cakir Z, Acemoglu H. Avaliação da lesão cardíaca em pacientes com traumatismo torácico sem corte. Eur J Trauma Emerg Surg 2010;36:441-7.

[52] Nagy KK, Krosner SM, Roberts RR, Joseph KT, Smith RF, Barrett J.

Determining Which Patients Require Evaluation for Blunt Cardiac Injury following Blunt Chest Trauma. World J Surg 2001;25:108-11.

[53] Gaul C, Dietrich W, Friedrich I, Sirch J, Erbguth FJ. Neurological Symptoms in Type A Aortic Dissections. Stroke 2007;38:292-7.

[54] Laforet EG. Hipertensão aguda como pista diagnóstica na rutura traumática da aorta torácica. Am J Surg 1965;110:948-50.

[55] Fox S, Pierce WS, Waldhausen JA. Hipertensão aguda: seu significado na rutura traumática da aorta. J Thorac Cardiovasc Surg 1979;77:622-5.

[56] Sasamoto N, Akutsu K, Yamamoto T, Otsuka T, Sangen H, Hayashi H, et al. Caraterísticas da diferença inter-braço na pressão arterial na dissecção aguda da aorta. J Nippon Med Sch 2021;88:467-74.

[57] Botz B, Bickle I. Avaliação focada com ultrassonografia para trauma (FAST). Radiopaedia.org, Radiopaedia.org; 2013.

[58] Schiavone WA, Ghumrawi BK, Catalano DR, Haver DW, Pipitone AJ, L'Hommedieu RH, et al. O uso da ecocardiografia no tratamento de emergência de rutura cardíaca traumática não penetrante. Ann Emerg Med 1991;20:1248-50.

[59] Byun CS, Park I, Kim T, Lee E, Oh J. Rutura cardíaca da junção do átrio direito e veia cava superior em trauma torácico contuso. Korean J Crit Care Med 2015;30:27-30.

[60] O'Conor CE. Diagnosticar a rutura traumática da aorta torácica no departamento de emergência. Emerg Med J EMJ 2004;21:414-9.

[61] Wintermark M, Wicky S, Schnyder P. Imaging of acute traumatic injuries of the thoracic aorta. Eur Radiol 2002;12:431-42.

[62] Ait Ali Yahia D, Bouvier A, Nedelcu C, Urdulashvili M, Thouveny F, Ridereau C, et al. Imagiologia da lesão da aorta torácica. Diagn Interv Imaging

2015;96:79-88.

[63] Patel NH, Stephens KE, Mirvis SE, Shanmuganathan K, Mann FA. Imagiologia da lesão aguda da aorta torácica devido a traumatismo contuso: uma revisão. Radiology 1998;209:335- 48.

[64] Woodring JH. The normal mediastinum in blunt traumatic rupture of the thoracic aorta and brachiocephalic arteries. J Emerg Med 1990;8:467-76.

[65] Creasy JD, Chiles C, Routh WD, Dyer RB. Overview of traumatic injury of the thoracic aorta. RadioGraphics 1997;17:27-45.

[66] Heystraten F, Rosenbusch G, Kingma L, Lacquet L. Aneurisma crónico pós-traumático da aorta torácica: ameaça oculta cirurgicamente corrigível. Am J Roentgenol 1986;146:303-8.

[67] Johnson P, Anderson R, Gamble C, Van Bogaert E, Joshi J. Lesão traumática da aorta causada por uma pistola de pellets: relato de caso. Radiol Case Rep 2023;18:1368-71.

[68] Mirvis SE, Shanmuganathan K, Buell J, Rodriguez A. Use of Spiral Computed Tomography for the Assessment of Blunt Trauma Patients with Potential Aortic Injury: J Trauma Inj Infect Crit Care 1998;45:922-30.

[69] Gavant ML. Classificação por TC helicoidal das lesões traumáticas da aorta. Radiol Clin North Am 1999;37:553-74.

[70] Starnes BW, Lundgren RS, Gunn M, Quade S, Hatsukami TS, Tran NT, et al. Um novo esquema de classificação para o tratamento de lesões contundentes da aorta. J Vasc Surg 2012;55:47- 54.

[71] Vignon P, Guéret P, Vedrinne JM, Lagrange P, Cornu E, Abrieu O, et al. Papel da ecocardiografia transesofágica no diagnóstico e tratamento da rutura traumática da aorta. Circulation 1995;92:2959-68.

[72] Chirillo F, Totis O, Cavarzerani A, Bruni A, Farnia A, Sarpellon M, et al.

Usefulness of transthoracic and transoesophageal echocardiography in recognition and management of cardiovascular injuries after blunt chest trauma. Heart 1996;75:301-6.

[73] Fisher RG, Sanchez-Torres M, Thomas JW, Whigham CJ. Lesões subtis ou atípicas da aorta torácica e dos vasos braquiocefálicos em traumatismos torácicos contusos. RadioGraphics 1997;17:835-49.

[74] DelRossi AJ, Cernaianu AC, Cilley JH, Madden L, Spence RK. Múltiplas rupturas traumáticas da aorta torácica. Chest 1990;97:1307-9.

[75] Vivien B, Cluzel P, Riou B. Lesão torácica de grandes vasos devido a desaceleração. EMC - Médecine Urgence 2009;4:1-9.

[76] Goarin J-P, Cluzel P, Gosgnach M, Lamine K, Coriat P, Riou B. Avaliação da Ecocardiografia Transesofágica para o Diagnóstico de Lesão Traumática da Aorta. Anesthesiology 2000;93:1373-7.

[77] Hoffman JRH, Chowdhury R, Johnson LS, Brewster LP, Duwayri Y, Reeves JG, et al. A reanimação pós-traumática afecta o tamanho da endoprótese em doentes com lesão contundente da aorta torácica. Am Surg 2016;82:75-8.

[78] Calcaterra D. Lesão Traumática Contundente da Aorta. In: Sözen S, Hakan Kanat B, editores. Trauma Emerg. Surg, IntechOpen; 2022.

[79] Dollery W, Driscoll P. Resuscitation after high energy polytrauma (Reanimação após politraumatismo de alta energia). Br Med Bull 1999;55:785-805.

[80] Warren RL, Akins CW, Conn AK, Hilgenberg AD, McCabe CJ. Rutura traumática aguda da aorta torácica: gestão do departamento de emergência. Ann Emerg Med 1992;21:391-6.

[81] Pate JW, Gavant ML, Weiman DS, Fabian TC. Rutura traumática do

istmo aórtico: programa de gestão selectiva. World J Surg 1999;23:59-63.

[82] Pontone G, Marano R, Agricola E, Alushi B, Bartorelli A, Cameli M, et al. Recomendações sobre a avaliação imagiológica pré-procedimento para a aorta transcateter

intervenção de implantação de válvula: Sociedade Italiana de Cardiologia (SIC) - Sociedade Italiana de Radiologia Médica e Intervencionista (SIRM) documento de posição parte 1 (Indicação Clínica e Aspectos Técnicos Básicos, Heart Team, Papel da Ecocardiografia). J Cardiovasc Med 2022;23:216-27.

[83] Akins CW, Buckley MJ, Daggett W, McIlduff JB, Austen WG. AcuteTraumatic Disruption of the Thoracic Aorta: A Ten-Year Experience. AnnThorac Surg 1981;31:305-9.

[84] Bouchart F, Bessou JP, Tabley A, Litzler PY, Haas-Hubscher C, Redonnet M, et al. Rupturas traumáticas agudas da aorta torácica e dos seus ramos. Resultados do tratamento cirúrgico***Comunicação apresentada à Academia Nacional Francesa de Cirurgia durante a sessão de 22 de março de 2000. Ann Chir 2001;126:201-11.

[85] Di Eusanio M, Folesani G, Berretta P, Petridis FD, Pantaleo A, Russo V, et al. Gestão Atrasada de Lesão Traumática Contundente da Aorta: Reparação Cirúrgica Aberta Versus Endovascular. Ann Thorac Surg 2013;95:1591-7.

[86] Alarhayem AQ, Rasmussen TE, Farivar B, Lim S, Braverman M, Hardy D, et al. Momento de reparo de lesões contundentes da aorta torácica na era do reparo endovascular da aorta torácica. J Vasc Surg 2021;73:896-902.

[87] Holmes JH, Bloch RD, Hall RA, Carter YM, Karmy-Jones RC. Natural history of traumatic rupture of the thoracic aorta managed nonoperatively: a longitudinal analysis. Ann Thorac Surg 2002;73:1149-54.

[88] Alsac J-M, Boura B, Desgranges P, Fabiani J-N, Becquemin J-P, Leseche

G. Reparação endovascular imediata para lesões traumáticas agudas da aorta torácica: uma análise multicêntrica de 28 casos. J Vasc Surg 2008;48:1369-74.

[89] Melnitchouk S, Pfammatter T, Kadner A, Dave H, Witzke H, Trentz O, et al. Colocação de stent de emergência para controlo de hemorragia em rutura aguda da aorta torácica1. Eur J Cardiothorac Surg 2004;25:1032-8.

[90] Kim SH, Huh U, Song S, Kim MS, Kim CW, Jeon CH, et al. Reparo aberto versus reparo aórtico endovascular torácico para o tratamento de lesão aórtica traumática. Asian J Surg 2022;45:2224-30.

[91] Demers P, Miller C, Scott Mitchell R, Kee ST, Lynn Chagonjian RN, Dake MD. Aneurismas traumáticos crónicos da aorta torácica descendente: resultados a médio prazo da reparação endovascular utilizando stent-grafts de primeira e segunda geração. Eur J Cardio- Thorac Surg Off J Eur Assoc Cardio-Thorac Surg 2004;25:394-400.

[92] Dorweiler B, Dueber C, Neufang A, Schmiedt W, Pitton MB, Oelert H. Endovascular treatment of acute bleeding complications in traumatic aortic rupture and aortobronchial fistula. Eur J Cardio-Thorac Surg Off J Eur Assoc Cardio-Thorac Surg 2001;19:739-45.

[93] Chalvatzoulis E, Megalopoulos A, Trellopoulos G, Ananiadou O, Papoulidis P, Kemanetzi I, et al. Endovascular repair of traumatic aortic transection. Interact Cardiovasc Thorac Surg 2010;11:238-42.

[94] Nano G, Mazzaccaro D, Malacrida G, Occhiuto MT, Stegher S, Tealdi DG. Tratamento endovascular tardio de colapso de endoprótese de aorta descendente em paciente tratado por rutura aórtica pós-traumática: relato de caso. J Cardiothorac Surg 2011;6:76.

[95] DuBose JJ, Leake SS, Brenner M, Pasley J, O'Callaghan T, Luo-Owen X, et al. Gestão contemporânea e resultados da lesão contundente da aorta torácica: um estudo retrospetivo multicêntrico. J Trauma Acute Care Surg

2015;78:360-9.

[96] Fortuna GR, Perlick A, DuBose JJ, Leake SS, Charlton-Ouw KM, Miller CC, et al. O grau de lesão é um preditor de morte relacionada à aorta entre pacientes com lesão torácica contundente da aorta. J Vasc Surg 2016;63:1225-31.

[97] Pang D, Hildebrand D, Bachoo P. Reparo endovascular torácico (TEVAR) versus cirurgia aberta para lesão traumática contundente da aorta torácica. Base de dados Cochrane Syst Rev 2015:CD006642.

[98] Kenel-Pierre S, Ramos Duran E, Abi-Chaker A, Melendez F, Alghamdi H, Bornak A, et al. O papel da heparina no reparo endovascular da lesão contundente da aorta torácica. J Vasc Surg 2019;70:1809-15.

[99] Scalea TM, Feliciano DV, DuBose JJ, Ottochian M, O'Connor JV, Morrison JJ. Lesão contundente da aorta torácica: o reparo endovascular é agora o padrão. J Am Coll Surg 2019;228:605-10.

[100] Murad MH, Rizvi AZ, Malgor R, Carey J, Alkatib AA, Erwin PJ, et al. Eficácia comparativa dos tratamentos para a transecção da aorta torácica. J Vasc Surg 2011;53:193-199.e1-21.

[101] AlSayyari T, Almatar Z, AlShomar A, Alnamshan M. Traumatic Thoracic Aortic Injury in a Three-Year-Old Patient: A Case Report. Cureus 2022.

[102] Dziekiewicz M, Laska G, Makowski K. Colocação de Stentgraft subdimensionado para rutura traumática da aorta descendente e o que vem a seguir? Am J Case Rep 2020;21.

[103] Inaba Y, Iida Y, Oka H, Miki T, Hachiya T, Shimizu H. Lesão aórtica traumática contundente nas artérias braquiocefálica e carótida esquerda. Gen Thorac Cardiovasc Surg Cases 2022;1:11.

[104] Mohapatra A, Liang NL, Makaroun MS, Schermerhorn ML, Farber A, Eslami MH. Fatores de risco para mortalidade após reparo endovascular para lesão contundente da aorta torácica. J Vasc Surg 2020;71:768-73.

[105] Echeverria AB, Branco BC, Goshima KR, Hughes JD, Mills JL. Resultados do manejo endovascular de emergências agudas da aorta torácica em um centro de trauma acadêmico de nível 1. Am J Surg 2014;208:974-80; discussão 979-980.

[106] Dake MD, White RA, Diethrich EB, Greenberg RK, Criado FJ, Bavaria JE, et al. Relatório sobre a gestão de endopróteses de transecções traumáticas da aorta torácica a 30 dias e 1 ano de um subcomité multidisciplinar do Society for Vascular Surgery Outcomes Committee. J Vasc Surg 2011;53:1091-6.

[107] Buz S, Zipfel B, Mulahasanovic S, Pasic M, Weng Y, Hetzer R. Reparação cirúrgica convencional e tratamento endovascular da rutura traumática aguda da aorta☆. Eur J Cardiothorac Surg 2008;33:143-9.

[108] Kasirajan K, Heffernan D, Langsfeld M. Acute Thoracic Aortic Trauma: A Comparison of Endoluminal Stent Grafts with Open Repair and Nonoperative Management. Ann Vasc Surg 2003;17:589-95.

[109] Schraag S. Gestão pós-operatória. Best Pract Res Clin Anaesthesiol 2016;30:381-93.

[110] Heye S. Diagnóstico e tratamento de endoleaks após reparo endovascular de aneurismas da aorta torácica e abdominal. JBR-BTR Organ Soc R Belge Radiol SRBR Orgaan Van K Belg Ver Voor Radiol KBVR 2013;96:189-95.

[111] Martin C, Thony F, Rodiere M, Bouzat P, Lavagne P, Durand M, et al. Resultados a longo prazo após a reparação de emergência com endoprótese para a rutura traumática da aorta

istmo. Eur J Cardio-Thorac Surg Off J Eur Assoc Cardio-Thorac Surg 2017;51:767-72.

[112] Pang D, Hildebrand D, Bachoo P. Reparo endovascular torácico (TEVAR) versus cirurgia aberta para lesão aórtica torácica traumática contundente. Cochrane Database Syst Rev 2019;2:CD006642.

[113] Massaga F, Washington LA, Ngayomela IH, Mwami AS, Shabhay A.n Gestão de um doente politraumatizado vítima de acidente rodoviário num hospital de recursos regionais limitados na Tanzânia: revisão da literatura e relato de caso. Int J Surg Case Rep 2023;110:108764.

[114] Arthurs ZM, Starnes BW, Sohn VY, Singh N, Martin MJ, Andersen CA. Functional and survival outcomes in traumatic blunt thoracic aortic injuries: An analysis of the National Trauma Databank. J Vasc Surg 2009;49:988-94.

[115] Deree J, Shenvi E, Fortlage D, Stout P, Potenza B, Hoyt DB, et al. Os factores do doente e a reanimação na sala de operações prevêem a mortalidade na lesão traumática da aorta abdominal: uma análise de 20 anos. J Vasc Surg 2007;45:493-7.

[116] Shiban N, Gaul J, Zhan H, Elhabr A, Kokabi N, Johnson J-O, et al. Métodos de aprendizagem automática para prever a sobrevivência em pacientes após lesão traumática da aorta. Health Informatics; 2021.

[117] Asaid R, Boyce G, Atkinson N. Reparo endovascular de lesão traumática aguda da aorta: experiência de um centro de trauma de nível 1. Ann Vasc Surg 2014;28:1391-5.

[118] Kaneyuki D, Asakura T, Iguchi A, Yoshitake A, Tokunaga C, Tochii M, et al. Resultados precoces e a longo prazo da reparação endovascular da aorta torácica em caso de traumatismo contuso
lesão da aorta torácica: uma experiência num único centro. Eur J Cardiothorac Surg 2019;56:307-12.

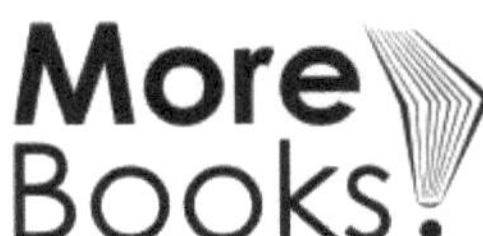

More
Books!

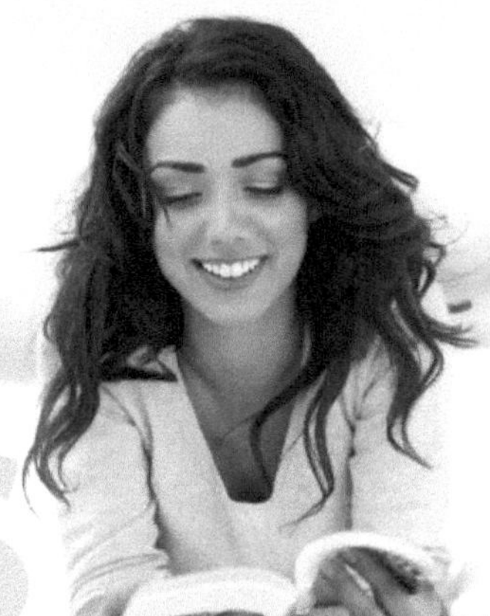

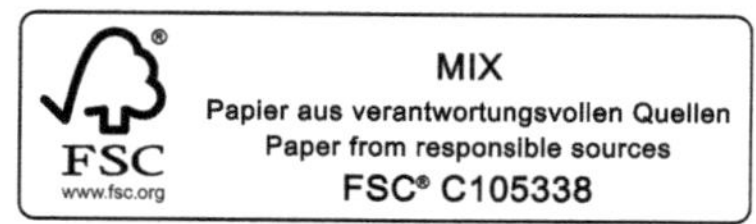

Printed by Books on Demand GmbH, Norderstedt / Germany